INNERSEKRETORISCHE STÖRUNGEN UND ORGANOTHERAPIE

VON

PRIVATDOZENT Dr. WILHELM RAAB

WIEN UND BERLIN

VERLAG VON JULIUS SPRINGER

1932

ISBN 978-3-7091-9699-1   ISBN 978-3-7091-9946-6 (eBook)

DOI 10.1007/ 978-3-7091-9946-6

Vorwort.

Die Herausgabe einer neuen kleinen Schrift über innere Sekretion in dem gegenwärtigen Zeitpunkt, da so viele ausgezeichnete moderne Werke über dieses Gebiet vorliegen, mag damit gerechtfertigt werden, daß manchem Praktiker daran gelegen sein dürfte, sich möglichst rasch über Diagnose und Therapie seiner endokrin erkrankten Patienten sowie über die sonstigen Indikationsgebiete der Organotherapie zu orientieren, ohne erst mühsam das Dickicht theoretischer Dispute und Kommentare durchdringen zu müssen. Die Aufgabe, eine dem Praktiker das halbwegs Gesicherte und praktisch Wichtige vermittelnde Darstellung zu geben, war mir insoferne leicht gemacht, als das ganze Tatsachenmaterial ja bereits von anderen Autoren in harter schöpferischer Arbeit aufgebaut und gesichtet fertig vor mir lag. Ich hatte im wesentlichen nur eine Auswahl der für den medizinischen Alltagsbetrieb brauchbaren Einzelheiten zu treffen. Was mir dabei an eigener Kenntnis und Erfahrung zu Gebote stand, verdanke ich zum größten Teil der langjährigen klinischen und theoretischen Schulung durch meinen früheren Chef und Lehrer, Professor Dr. Artur Biedl in Prag, den „Vater der inneren Sekretion", dem ich auch an dieser Stelle meine unwandelbare Dankbarkeit und Verehrung zum Ausdruck bringen möchte.

Wien, im Juni 1932.

Dr. Wilhelm Raab,
Privatdozent an der deutschen
Universität in Prag.
Assistent an der I. medizinischen
Klinik in Wien.

Inhaltsverzeichnis.

— V —

Wesen der inneren Sekretion und der Hormone.

Unter innerer Sekretion verstehen wir die Tätigkeit jener Drüsen und drüsenähnlichen Gebilde, welche innerhalb unseres Organismus teils ins Blut, teils in andere Körperflüssigkeiten (Lymphe, Liquor cerebrospinalis) spezifische Stoffe abgeben, die fern von ihrem Entstehungsort gewisse spezifische Wirkungen zu entfalten vermögen. Diese Stoffe werden „Hormone" (vom griechischen ὁρμάω = ich treibe an) genannt. Zwischen den verschiedenen Hormondrüsen bestehen die mannigfaltigsten Wechselwirkungen insoferne, als so gut wie jede einzelne von ihnen unter dem funktionellen Einfluß von Hormonen einer oder mehrerer anderer Drüsen steht und sich in das komplizierte, aber ungemein sinnreiche und zweckmäßige harmonische Zusammenspiel des innersekretorischen Systems einfügt. Tritt an irgend einer Stelle dieses Systems eine Störung ein, etwa durch abnorme Minder- oder Mehrproduktion eines der Hormone, so erfolgt bald eine Verschiebung in der Sekretionsintensität einiger oder möglicherweise sogar aller anderen Drüsen zum Zwecke der Aufrechterhaltung mehr oder weniger normaler funktioneller Bedingungen im Gesamtorganismus. Die Funktionsgebiete der einzelnen Hormone greifen mehrfach ineinander über und gestatten gegenseitige kompensatorische Hilfswirkungen.

Das innersekretorische System steht in engen Wechselbeziehungen zu dem vegetativen Nervensystem, indem einerseits die Sekretionstätigkeit mehrerer Drüsen nervös reguliert ist, anderseits gewisse nervöse Funktionen hormonal weitgehend beeinflußt werden. Weiters können exogene Momente (Ernährung, Klima, allgemeine Lebensweise, gewisse Gifte) und nicht zuletzt die vielfach unterschätzten Faktoren der Heredität und Konstitution in der Physiologie und Pathologie der innersekretorischen Drüsen eine wichtige Rolle spielen.

Eine scharfe Abgrenzung des Gesamtgebietes der „inneren Sekretion" sowie eine eindeutige Begriffsbestimmung des Terminus „Hormon" ist im Sinne der oben gegebenen Definition nach rein sachlichen Gesichtspunkten kaum möglich.

Es gibt viele Absonderungsvorgänge und auf dem Blutwege wirksame Stoffe im Organismus, die man je nach Geschmack oder theoretischer Auffassung als „innersekretorisch" bezeichnen kann oder nicht (z. B. die Harnstoff-, Milchsäure-, Kohlensäurebildung und so weiter); doch ist es Tradition geworden, von innerer Sekretion nur bei einer ganz bestimmten Gruppe von Organen zu sprechen, nämlich Hypophyse, Zirbeldrüse, Schilddrüse, Epithelkörperchen, Thymus, Pankreas, Nebennieren, Keimdrüsen, gewissen Drüsen des Dünndarmes. Manche von ihnen produzieren mehrere voneinander wesentlich verschiedene Hormone (Hypophyse, Nebennieren, Keimdrüsen), manche stehen in einer eigentümlich engen Beziehung zu außensekretorischen Gewebselementen (Pankreas, Keimdrüsen).

Der Ausdruck „Hormon" wird neuerdings vielfach auch für Stoffe gebraucht, die keinem der oben genannten Organe entstammen. Obwohl ihre Zugehörigkeit zu der Gruppe der wirklichen Hormone noch recht fraglich und ihre Natur und Wirkungsweise noch wenig erforscht ist, soll ihre praktische Bedeutung in einem kurzen Anhang besprochen werden, um dem Praktiker Anhaltspunkte für ihre therapeutische Verwendung zu geben.

Was die Behandlungstechnik innersekretorisch bedingter Erkrankungen betrifft, so kommen je nach Art der zugrundeliegenden Funktionsstörung folgende hauptsächliche Möglichkeiten in Betracht:

a) Substitution ungenügender Mengen von Drüsenparenchym oder eines sonstwie bedingten Hormondefizits durch Organimplantation oder durch künstliche Zufuhr von Drüsensubstanz oder von mehr oder weniger rein dargestellten Hormonen;

b) Anregung der Sekretion ungenügend funktionierender Drüsen, sei es durch organotherapeutische Maßnahmen, sei es durch medikamentöse, physikalische oder diätetische Behandlung;

c) Einschränkung der Sekretion übermäßig lebhaft funktionierender Drüsen durch operative Reduktion ihres Parenchyms oder durch Bestrahlung oder durch medikamentöse Beeinflussung, besonders auf dem Umweg über das vegetative Nervensystem.

Erkrankungen der Schilddrüse.
Allgemeines.

Die Schilddrüse hat in ihrem Aufbau ausgesprochen drüsigen Charakter; sie besteht aus epithelialen Follikeln, deren Lumen von einer homogenen Substanz, dem Kolloid, erfüllt ist, welches als Depotform des Schilddrüsenhormones angesehen wird, während die zum sofortigen Transport in die entlegenen Partien des Körpers bestimmten Hormonmengen direkt in das außerordentlich reiche Gefäßnetz sezerniert werden. Makroskopisch unterscheidet man einen schmalen Lobus pyramidalis in der Mitte und zwei größere Seitenlappen. Daneben kommt akzessorisches Schilddrüsengewebe am Zungengrund und im Mediastinum vor.

Die Schilddrüse ist von maßgebender Bedeutung für die allgemeine Entwicklung des Körpers, für das Knochenwachstum, für den Turgor der Haut usw. und insbesondere auch für die Entwicklung des Gehirnes und der geistigen Qualitäten. Überdies beherrscht sie den gesamten Stoffwechsel insoferne, als sie die Intensität des Sauerstoffverbrauches auf einer gewissen Höhe hält und in den Eiweiß-, Fett-, Kohlehydrat- und Wasserhaushalt anscheinend direkt eingreift. Die Sekretion der Schilddrüse wird vom Sympathikus beeinflußt, ihr Hormon selbst wirkt sympathikuserregend.

Das wirksame Prinzip der Schilddrüse setzt sich wahrscheinlich aus verschiedenen teils jodhaltigen, teils jodfreien Stoffen zusammen. Zu den jodhaltigen gehört das Thyroxin, dessen chemische Konstitution als p-Dijodoxyphenoläther des Dijodtyrosins festgestellt worden ist. Es kann synthetisch hergestellt werden. Auch das Dijodtyrosin selbst besitzt wichtige biologische Eigenschaften und das gegenseitige Mengenverhältnis der beiden genannten Substanzen scheint von allgemein funktioneller Bedeutung zu sein. Das in den aktiven Schilddrüsensubstanzen gebundene Jod stammt aus der Nahrung, deren Jodgehalt demgemäß für die Intensität der Hormonproduktion in der Schilddrüse eine maßgebende Rolle spielt. Auch die morphologische Gestaltung der Schilddrüse hängt zum großen Teil von der alimentären Jodzufuhr ab, da das Schilddrüsenparenchym den wichtigsten Jodstapelplatz des Organismus darstellt und z. B. je nach der Menge angesammelten jodhaltigen Kolloides weitgehenden Formveränderungen unterliegt.

Schilddrüsenhormonpräparate.

Die früher übliche Methode der Verfütterung roher Schilddrüsen ist durch die Herstellung wirksamer Organextrakte und durch die die synthetische Erzeugung des Thyroxins völlig verdrängt worden. Die Präparate werden teils peroral, teils parenteral verabreicht. Ihre Auswertung erfolgt entweder nach der in ihnen enthaltenen organisch gebundenen Jodmenge, da diese der Menge wirksamer Substanz proportional ist, oder auf biologischem Wege durch Feststellung der letalen Dosis für Meerschweinchen, durch Bestimmung des Einflusses auf die Acetonitrilresistenz der Maus, auf die Metamorphose der Kaulquappen usw., wobei als Vergleichsstandard für die biologischen Verfahren ein Schilddrüsentrockenpulver mit einem organischen Jodgehalt von 0,2 Prozent verwendet wird. In der Praxis kommt den in Tablettenform zur peroralen Verabreichung hergestellten Drüsentrockenpulverpräparaten die größte Bedeutung zu, da sie ziemlich genau dosierbar, verhältnismäßig billig und voll wirksam sind. Das Thyroxin besitzt ihnen gegenüber keine wesentlichen praktischen Vorzüge, schon deshalb, weil es bei peroraler Verabreichung an Wirksamkeit einbüßt und meistens intravenös gegeben werden muß. — Die gebräuchlichsten Tablettenpräparate für den peroralen Gebrauch (Thyreoglandol, Thyraden, Thyreosan, Thyreoidin u. a.) sind gewöhnlich nach ihrem Gehalt an frischer Schilddrüsensubstanz gekennzeichnet (z. B. 0,1 g, 0,3 g oder 0,5 g) oder auch nach ihrem Gehalt an biologisch ausgewerteter Drüsentrockensubstanz (z. B. 10 mg). Ein neues, durch Abbau von Schilddrüsensubstanz gewonnenes Präparat ist das Elityran.

Unterfunktion der Schilddrüse.

Entsprechend der Bedeutung der Schilddrüse für die Körper- und Gehirnentwicklung ist es leicht einzusehen, daß sich der teilweise oder gänzliche Ausfall ihrer Funktion in verschiedener Weise bemerkbar machen wird, je nachdem, in welchem Lebensalter er zur Geltung kommt.

Infantile Formen.

Wir brauchen uns nicht lange mit der Beschreibung der furchtbaren Folgen aufzuhalten, welche das angeborene Fehlen oder die kindliche Hypoplasie der Schilddrüse charakterisieren; die — allerdings bei der Geburt gewöhnlich noch nicht erkennbare — Wachstumshemmung, der oft erschreckend stupide Gesichtsausdruck mit vorquellender Zunge, halb offenstehendem Mund, dicken Lippen, kleinen, leerblickenden Augen, die eingesunkene Nasenwurzel in dem breiten runzeligen oder aber auch teigig verquollenen Gesicht, das struppige Haar, die trockene, leicht schuppende Haut, das hilflose, instinktarme, oft nicht einmal als tierisch zu bezeichnende Gebaren, die lallend rauhen Kehllaute solcher mißlungener Lebewesen sind so unverkennbar, daß die Diagnose keine Schwierigkeiten bereitet, es sei denn die Abgrenzung gegenüber Fällen von rein zerebraler Idiotie und Mongolismus. In allen unklaren Fällen ist zumindest ein Versuch mit Schilddrüsenorganotherapie angebracht, gegen die sich die zerebralen Idiotien refraktär verhalten, während bei Schilddrüseninsuffizienz oft überraschende Besserungen zu beobachten sind.

Von den sporadischen kongenitalen und infantilen Formen unterscheidet sich der **endemische Kretinismus** durch das familiäre und an gewisse Örtlichkeiten (hauptsächlich Gebirgstäler) gebundene zahlreiche Auftreten, durch das Vorhandensein einer tast- und sichtbaren Schilddrüse, allerdings einer Schilddrüse, die krankhaft vergrößert und kropfig entartet ist und trotz ihrer Dimensionen infolge Mangels an normalem Parenchym ungenügend funktioniert. Die Verlaufsform der Krankheit ist eine mildere, ihre Opfer gehen nicht frühzeitig zugrunde wie die des unbehandelten kongenitalen Myxödems, sie wachsen in Scharen zu meistens gutmütig harmlosen Halbmenschen heran und können ein beträchtliches Alter erreichen. Dabei bleiben sie allerdings im Längenwachstum stark zurück, die Epiphysenfugen schließen sich spät oder gar nicht, Taubheit, Stummheit oder Taubstummheit sind häufig vorhanden und in manchen Fällen zeigen sich Anzeichen einer unvollkommenen Sexualentwicklung. Sporadische Fälle außerhalb der ausgesprochenen Kropfgegenden kommen nur selten vor. — In neuerer Zeit setzt sich immer mehr die Auffassung durch, daß es sich beim endemischen Kretinismus nicht um eine primäre Erkrankung der Schilddrüse handle, sondern um eine vorwiegend zentralnervös (enzephalitisch?) bedingte Allgemeinerkrankung, welche die Schilddrüse nur sekundär in Mitleidenschaft zieht.

Myxödem und Hypothyreosen Erwachsener.

Beim Erwachsenen können Unterfunktionszustände der Schilddrüse auf verschiedene Weise zustande kommen. Die seinerzeit nach totalen Schilddrüsenexstirpationen beobachteten ganz schweren Formen kommen heute kaum mehr vor, da bei Kropfoperationen immer ein gewisses Quantum Parenchym zurückgelassen wird; immerhin treten nach Thyrektomie oder allzu starken Schilddrüsenbestrahlungen doch noch gelegentlich Funktionsstörungen auf. Vor allem aber ereignet sich nicht allzu selten ein spontanes Versagen der Schilddrüsentätigkeit, vorwiegend bei Frauen nach dem Klimakterium. Das Aussehen dieser Kranken ist recht charakteristisch: Gesicht und Extremitäten erscheinen blaß, diffus verquollen, wobei zum Unterschied von gewöhnlichen Ödemen das Entstehen einer Delle nach Fingerdruck fehlt („Myxödem" bedeutet Einlagerung einer schleimartigen Substanz ins Unterhautzellgewebe), Augenlider und Lippen schwellen an, der Gesichtsausdruck ist schläfrig, apathisch, die Haut ist überall trocken, schilfert ab, neigt zu Rhagaden- und Ekzembildung und zu lokalisierten Pigmentverlusten (Vitiligo), die Haare werden trocken und spröde und fallen insbesondere über den Ohren sowie an den seitlichen Enden der Augenbrauen aus, die Nägel werden brüchig; durch die Trockenheit und Schwellung der Schleimhäute können lokale Beschwerden verursacht werden; die Sprache ist oft ungemein schwerfällig und langsam, rauh klingend und undeutlich; häufig tritt Schwerhörigkeit hinzu; nicht selten entwickelt sich eine ausgesprochene Fettleibigkeit; das Affektleben tritt immer mehr zurück, die Patienten verhalten sich teilnahmslos, zuweilen äußern sie eine läppisch plumpe Heiterkeit. Sie klagen, soweit sie sich überhaupt dazu aufraffen, über große Müdigkeit, ständiges Frösteln, rheumatismusähnliche Gliederschmerzen, Anfälle von häufigem Niesen, hartnäckige Obstipation. Atmung und Herzaktion sind häufig verlangsamt, Blutdruck und Temperatur niedrig, die Erythrozytenzahl kann unter der Norm liegen. Bei Frauen kommt es — soferne sie sich nicht schon im Klimakterium befinden — zum Ausbleiben der Menstruation oder aber auch zum Auftreten von Menorrhagien; die Libido läßt nach oder erlischt völlig. Selbstverständlich gibt es alle Grade der Erkrankung von ganz leichten Formen, welche nur das eine oder andere der oben angeführten Symptome andeutungsweise erkennen lassen (die auffallende Müdigkeit und Schwerfälligkeit ist fast immer vorhanden), bis zum vollentwickelten schweren Krankheitsbild.

Ein Kardinalsymptom kennen wir in der regelmäßig nachweisbaren Herabsetzung des Gesamtsauerstoffverbrauches, des Grundumsatzes, dessen Bedeutung und Untersuchung noch (Seite 10) besprochen werden soll. Die Feststellung eines um mehr als 10 bis 15 Prozent verminderten Grundumsatzes (es gibt auch Senkungen um 40 Prozent und mehr) ist ein wertvolles Kriterium für die Differentialdiagnose. Für diese kommen in Betracht: Nephrose, Anämie, Myodegeneratio cordis, Neuritiden, Rheumatismus, Demenz. Sie ist meistens nicht schwierig. In unklaren Fällen wird sich auch ohne Grundumsatzbestimmung die Entscheidung ex juvantibus aus dem oft verblüffenden Erfolg der Organotherapie ergeben.

Behandlung der Schilddrüseninsuffizienz.

Die souveräne Therapie aller Schilddrüsenunterfunktionen ist die Zufuhr von Thyreoideapräparaten, die sich meistens sehr bequem auf peroralem Wege mittels der handelsüblichen Tabletten (siehe Seite 4) durchführen läßt. Die intravenöse Anwendung von Thyroxin findet bei uns wenig Verwendung.

Bei einwandfrei ausgesprochenen Fällen von infantiler Schilddrüseninsuffizienz gibt es kaum eine ernstliche Kontraindikation gegen die Anwendung von Thyreoideapräparaten; doch muß insoferne vorsichtig vorgegangen werden, als beim etwaigen Auftreten von Überdosierungssymptomen (Seite 8) die verabreichte Menge zu reduzieren ist. Im Beginn der Behandlung werden meistens größere Dosen zur Erreichung des schon nach wenigen Wochen zumeist sehr weitgehenden Erfolges gebraucht; weiterhin kann man zur dauernden Substitutionswirkung mit wesentlich geringeren Mengen das Auslangen finden. Nach etwaigem vollständigem Einstellen der Behandlung treten freilich in der Regel bald Rückfälle ein, so daß zumindest in schwereren Fällen nur lebenslange Therapie einen dauernd halbwegs normalen Zustand aufrechtzuerhalten vermag. Das hiezu erforderliche Minimum wird individuell festgestellt werden müssen.

Für hypothyreotische Kinder eignet sich die Tagesdosierung nach der Sitzhöhe (Längenmaß vom Scheitel bis zur Sitzunterlage) nach folgendem Schema:

Sitzhöhe	Tabletten à 10 Milligramm standardisierter Trockensubstanz pro Tag	Tabletten à 0,1 Gramm frischer Drüsensubstanz pro Tag
30 bis 38 Zentimeter	1	$\frac{1}{2}$
39 „ 49 „	2	1
50 „ 59 „	3	$1\frac{1}{2}$
60 „ 67 „	4	2
68 „ 74 „	5	$2\frac{1}{3}$
75 „ 80 „	6	3
81 „ 86 „	7	$3\frac{1}{2}$
87 „ 92 „	8	4
93 „ 97 „	9	$4\frac{1}{2}$
98 „ 100 „	10	5

Täglich 0,1 Gramm oder jeden zweiten bis dritten Tag 0,3 Gramm Thyreoidin genügen gewöhnlich zur Dauerbehandlung. — Das Verschwinden von Zuständen, die nicht unmittelbar thyreogen sind, z. B. die zerebralen Störungen, Taubheit usw. beim Kretinismus, darf man von einer im übrigen auch noch so wirksamen Schilddrüsenbehandlung nicht erwarten.

Größte Vorsicht ist in allen jenen Fällen angebracht, wo es sich nur um leichtere oder gar um fragliche Schilddrüseninsuffizienzen handelt, z. B. um chronische Obstipationen, verschiedene Arten torpider Hautgeschwüre, Fettleibigkeit usw. Hier ist die Dosis langsam und unter ständiger Kontrolle des Patienten von etwa 0,2 Gramm (bezogen auf frische Drüsensubstanz, vgl. Seite 4) pro Tag bei Erwachsenen in einwöchigen Stufen bis zu jener Dosis zu steigern, welche einen sichtbaren Erfolg zeitigt. Höher als 0,9 Gramm bei Erwachsenen und 0,3 bis 0,5 Gramm bei Kindern soll nicht gestiegen werden, wenn es sich nicht um ganz schwere Myxödemfälle handelt, bei denen mitunter noch höhere Dosen (bis 2,0 oder 3,0 Gramm nötig werden können. Auftreten nervöser Erscheinungen, Zittern, Herzklopfen, Tachykardie, übermäßige Gewichtsabnahme, Schwitzen, Durchfälle sind alarmierende Anzeichen der Überdosierung und zwingen zu sofortiger Reduktion der Dosis, besser noch zu mehrwöchiger Unterbrechung der Therapie. Verschwinden die genannten Symptome nicht bald, so muß von einer Fortsetzung der Schilddrüsenbehandlung ganz Abstand genommen werden. Sehr wichtig ist auch eine fortlaufende Kontrolle des Harnes auf Zuckerausscheidung (einmal wöchentlich). Auftreten von spontaner Glykosurie mahnt zu höchster Vorsicht.

Überfunktion der Schilddrüse.

Basedow's'sche Krankheit.

Die Basedowsche Krankheit ist das klassische Bild der Schilddrüsenüberfunktion; sie ist so allgemein bekannt, daß wir auf die Beschreibung von Einzelheiten verzichten können, um so mehr als die zahlreichen anderen Erscheinungen, die neben den drei Kardinalsymptomen (Struma, Exophthalmus, Tachykardie) vorhanden sein können, bei den „Hyperthyreosen" noch ausführlicher Erwähnung finden werden. Auch die verschiedenen Einzelheiten der Augenveränderungen, der Hautpigmentierung usw. können unerwähnt bleiben, da der erste Gesamteindruck der Kranken meistens schon genügt, um die Diagnose zu sichern. Zu warnen ist bloß vor der Verwechslung des Exophthalmus der Kurzsichtigen u. dgl. mit dem basedowischen Exophthalmus.

Hyperthyreoidismus.

Unter den Namen Hyperthyreoidismus oder Hyperthyreose fallen die verschiedensten Übergangsformen zwischen dem Bild des Vollbasedows und jenem leichter Neurosen, deren thyreogene Entstehung nicht mehr sicher feststellbar ist. Die Namen „Hyperthyreose", „Thyreotoxikose", „Basedowoid" usw. bedeuten im wesentlichen alle dasselbe: Zustände der wahrscheinlichen (wenn auch theoretisch nicht in allen Fällen absolut gesicherten) Überfunktion der Schilddrüse, die sich vom Vollbasedow nur quantitativ und offenbar aus konstitutionellen Gründen durch das jeweilige Fehlen des einen oder anderen klassischen Symptoms, besonders des Exophthalmus, unterscheiden. Alle im folgenden angeführten Erscheinungen sind demnach auch als für den Morbus Basedow charakteristisch anzusehen, bei dem sie in größter Vollständigkeit auftreten, während sie bei den „Hyperthyreosen" in wechselnder Zusammensetzung und Stärke variieren. Das Fehlen auch mehrerer gewöhnlicher Symptome braucht an der Diagnose noch nicht irre zu machen, soferne der Gesamteindruck für sie spricht.

An Stelle eines Exophthalmus sehen wir oft sogenannte „Glanzaugen", etwas weite Lidspalten, erschreckten Gesichtsausdruck; nicht selten aber fehlt jede Besonderheit an den Augen. Die Struma kann so unbedeutend sein, daß sie nur beim leichten Rückwärtsbiegen des Kopfes und Schlucken sichtbar wird, falls sie nicht gar substernal sitzt und sich bloß perkutorisch-röntgenologisch oder durch sichtbare Venenstauung am Halse und an den oberen Thoraxpartien nachweisen läßt. Meistens handelt es sich um mittelgroße weiche „Blähhälse"; doch kommen die Erscheinungen des Hyperthyreoidismus auch bei derb knotigen Strumen zur Entwicklung, die schon längere Zeit, ja manchmal Jahre vorher bestanden haben, ohne funktionelle Störungen zu verraten.

Das Herz ist bei fast allen Hyperthyreosefällen wesentlich in Mitleidenschaft gezogen. Zu den allerdings sehr verschiedengradigen einfachen Pulsbeschleunigungen treten vor allem bei längerdauerndem Verlauf und bei älteren Personen anfallsweise oder anhaltende Pulsunregelmäßigkeiten (Vorhofsflimmern) hinzu. Diese werden zumeist bald von den ersten Dekompensationserscheinungen gefolgt (Knöchelödeme, Dyspnoe usw.), doch können derartige Erscheinungen auch bei vollkommen rhythmischer Herzaktion in den Vordergrund treten. Die Herztöne sind gewöhnlich laut und oft mit einem deutlichen systolischen Geräusch über dem ganzen Herzen verbunden. Eine hochgradige Labilität des Vasomotorenapparates dokumentiert sich in flüchtigen Röten des Gesichtes, des Halses und der oberen Brustpartien, sowie in einem ausgesprochenen Dermographismus.

Die Haut ist meistens sehr feucht und zart, die Kranken klagen über häufige Schweißausbrüche. Das Haar ist zart und schütter und fällt beim Kämmen reichlich aus. An den oberen Augenlidern, nicht allzu selten auch diffus an den belichteten Hautpartien finden sich auffallende Pigmentierungen.

Besonders charakteristisch ist die motorische Unruhe der Patienten, ihr Zittern (der Finger der ausgestreckten gespreizten Hände, der geschlossenen Augenlider und der vorgestreckten Zunge), das zwecklose Zupfen an den Kleidern usw. und ihr psychisches Verhalten: Lachen und Weinen wechseln in rascher Folge ab, die Kranken klagen oft selbst über eine früher ungekannte Reizbarkeit und Unverträglichkeit, über unmotivierte Aufregungs- und

Angstzustände, die in schweren Fällen bis zu wahren Psychosen ausarten können.

Nicht alle angeführten Erscheinungen treten immer vollzählig auf. Nervosität, Tachykardie, Abmagerung, Struma sind wohl die konstantesten, aber ebenfalls nicht immer gleichzeitig vorhanden. An Stelle der für schwere Fälle charakteristischen Durchfälle pflegt bei leichteren im Gegenteil hartnäckige Obstipation vorzuherrschen. Abnahme der Libido und Potenz, sowie Menstruationsstörungen kommen vorwiegend bei schwereren Fällen vor. Leichte Temperaturerhöhungen werden oft beobachtet, sollten aber nie auf die Hyperthyreose allein bezogen werden, solange nicht alle anderen möglichen Ursachen ausgeschlossen sind. Hie und da kommt es zu alimentärer Glykosurie. Ikterus ist eine seltene, aber sehr bedrohliche Komplikation.

Verhältnismäßig schwer zu beurteilen sind die oligosymptomatischen Fälle, besonders jene, in denen bloß einzelne nervöse Störungen ohne sichtbare somatische Veränderungen bestehen. Die subjektiven Beschwerden klimakterischer Frauen und sonstiger neurotischer Individuen (Reizbarkeit, Weinerlichkeit, Zittern, Schwitzen) sind von leichten Hyperthyreosen oft kaum mit Sicherheit abzutrennen. Als entscheidendes differentialdiagnostisches Kriterium gilt — nicht ganz mit Recht — die Höhe des Grundumsatzes, des Sauerstoffverbrauches des ruhenden und nüchternen Gesamtorganismus in der Zeiteinheit. Hier soll ohne nähere Schilderung der Untersuchungsmethodik nur kurz auf die Bewertung der vom untersuchenden Spezialisten gelieferten Resultate hingewiesen werden. Steigerungen des Grundumsatzes gelten als abnormal, wenn sie $+ 15\%$ überschreiten. Differentialdiagnostisch verwertbar sind nur Steigerungen von $+ 20\%$ aufwärts (sie können bis über $+ 100\%$ gehen). Ihr Fehlen schließt aber eine Hyperthyreose leichteren oder mittleren Grades keineswegs aus. Unbedingt notwendig ist die Grundumsatzbestimmung eigentlich nicht; eine gewisse Bedeutung besitzt sie jedoch als Kontrolle während der Behandlung (Seite 14).

Ein anderes Differentialdiagnostikum der Hyperthyreosen gegenüber einfachen Neurosen ist das Verhalten der Pulsfrequenz im Liegen und im Stehen. Sie bleibt bei Hyperthyreosen meistens unverändert, während sie bei Neurosen im Stehen höher ist als in Horizontallage.

Diagnostische Schwierigkeiten ergeben sich manchmal in Fällen, die sowohl hyper- als hypothyreotische Stigmata zeigen (z. B. Exophthalmus, Fettsucht und Obstipation). Hier kann die Grundumsatzbestimmung ein wertvolles Hilfsmittel darstellen.

Wichtig ist auch die Abgrenzung von leichten tuberkulösen Lungenprozessen, die ebenfalls Abmagerung, Schwitzen usw. verursachen. Zuweilen sind freilich Schilddrüse und Lungen gleichzeitig erkrankt.

Entstehung und Prophylaxe der Schilddrüsenüberfunktionen.

Gefährlichkeit der Jodanwendung.

Als Grundlage der Entstehung hyperthyreotischer Erscheinungen müssen wir fast immer eine bestimmte konstitutionelle Disposition annehmen, ohne aber über deren Charakteristika präzise Angaben machen zu können. Wohl scheinen Individuen vom asthenischen Typus, grazil, schlank gebaut, mit hyperplastischem lymphatischem Rachenring usw. besonders zur Entwicklung des „Vollbasedow" veranlagt zu sein; doch finden wir Hyperthyreosen auch bei den verschiedensten anderen landläufigen Konstitutionstypen. Sehr bemerkenswert ist die noch unerklärte weitgehende Variabilität der Hyperthyreosenhäufigkeit bei den Bevölkerungen verschiedener Landstriche. Vor allem in Kropfgegenden, womit jedoch nicht die Zentren des ausgesprochenen Kretinismus gemeint sind, treten auch Hyperthyreosen in besonders großer Zahl auf. Als auslösende Momente kommen die mannigfachsten Faktoren in Betracht. Bei Frauen, die ja überhaupt viel häufiger befallen sind als Männer (etwa 5- bis 6mal so oft), sind es besonders Gravidität und Klimakterium, die zum Ausbruch der Krankheit disponiert machen. Hochgradige seelische Erschütterungen, Schreck und dergleichen bilden zuweilen den Ausgangspunkt akut sich entwickelnder Krankheitsbilder, die meistens einen desto schwereren Verlauf nehmen, je rascher sie zum Ausbruch gekommen waren; Infektionskrankheiten verschiedener Art können den Anstoß zum Beginn des Leidens geben und überdies sind alle bisher genannten Faktoren geeignet, falls sie während einer schon bestehenden Hyperthyreose zur Geltung kommen, den Zustand wesentlich zu verschlimmern, so daß eine ausgesprochene Hyperthyreose z. B. als Indikation zur künstlichen Unterbrechung der Schwangerschaft in Betracht gezogen werden kann. Bösartige Tumoren der Schilddrüse, eventuell auch Schilddrüsenmetastasen nach Exstirpation des erkrankten Organes sowie Schilddrüsenentzündungen führen manchmal ebenfalls zu Überfunktionserscheinungen.

Als weitaus häufigstes auslösendes Moment sind (zumindest in den Alpenländern, Süddeutschland, Schweiz, Österreich, insbesondere in der weiblichen Bevölkerung Wiens) Jodvergiftungen anzuschuldigen. Wir können uns hier nicht auf die Theorien der

Jodwirkung einlassen, doch ist es jedenfalls eine altbekannte Tatsache, daß jodüberempfindliche Personen auf Jodzufuhr mit allen Graden und Formen des hyperthyreotischen Krankheitsbildes bis zum schwersten, selbst tödlich verlaufenden Basedow reagieren können. Die individuelle Empfindlichkeit schwankt innerhalb ganz enormer Variationsbreiten und kann sich auch bei ein und demselben Individuum ohne erkennbaren Grund weitgehend ändern. Vor allem besteht vor der Pubertät eine nur geringe Empfindlichkeit. In den zwanziger Jahren ereignen sich Jodvergiftungen schon sehr häufig und die Jahre um das Klimakterium sind ebenfalls stark dazu disponiert. Besonders zu betonen ist die größere Gefährlichkeit anorganischer Jodverbindungen, vor allem des Jodkaliums, während die in Naturprodukten enthaltenen organisch gebundenen Jodmengen (z. B. in den Seefischen) weit besser vertragen zu werden scheinen.

Es gibt wohl kaum einen Arzt, der nicht zumindest theoretisch über die Gefährlichkeit des Jodes informiert wäre und auch weite Kreise des Laienpublikums wissen davon. Daß dennoch — und zwar gerade durch Ärzte — in unzähligen Fällen konsequent schweres Unheil gestiftet wird, hat zwei Hauptgründe: Erstens werden die Patienten, denen Jod in irgend einer Form verordnet worden ist, nicht sorgfältig und nicht lange genug auf etwaige Jodschäden hin beobachtet und zweitens wird in der Anamnese an Hyperthyreosen Erkrankter viel zu wenig auf das Jod als ätiologischen Faktor geachtet; wenn doch gelegentlich einmal nach Jod gefragt wird, so geschieht dies meistens in ganz oberflächlicher und unzulänglicher Weise. Einige wenige Pinselungen des Zahnfleisches, der Nasenhöhle, des Rachens, Gurgeln mit Jodlösungen, Scheidenspülungen, Anwendung von Frostbeulensalben, von jodhältigen Abmagerungsmitteln, Jodbäder- und Trinkkuren, jodhaltige „Arteriosklerosemittel", verschiedene jodhaltige Stuhlzäpfchen usw. führen oftmals zu schweren, mitunter katastrophalen Vergiftungen, deren Symptome zuweilen erst nach Wochen auftreten und deshalb gewöhnlich zu spät erkannt werden.

Dazu kommen die ebenfalls zahlreichen Fälle, in denen eine Jodanwendung nur in der Form des künstlich jodierten Kochsalzes eruiert werden kann, dessen Gefährlichkeit für überempfindliche Personen zwar nicht exakt bewiesen, aber nach den Ergebnissen experimenteller Forscher möglich, nach den Beobachtungen zahlreicher erfahrener Fachleute bei längerem Gebrauch höchstwahrscheinlich ist, um so mehr als es sich dabei um das in gewöhnlichen Nahrungsmitteln sonst nicht enthaltene anorganische Jodkalium handelt.

Solange keine Untersuchungen und Beweise bezüglich der von

anderen Seiten behaupteten Harmlosigkeit des Vollsalzes auch für jodüberempfindliche Personen vorliegen (die als solche immer erst dann erkannt werden können, wenn sie bereits erkrankt sind), muß zumindest jeder erkrankte oder verdächtige Fall darüber belehrt werden, daß er ausschließlich Kochsalz ohne Jodzusatz zu verwenden hat. Dies ist in Österreich dadurch kompliziert, daß hier ein großer Teil des offen und unbezeichnet verpackten Speisesalzes ebenso jodiert ist wie das in bezeichneten Paketen erhältliche und daß zumeist weder Käufer noch Verkäufer wissen, mit welcher Art von Salz sie zu tun haben. Kranken oder hyperthyreoseverdächtigen Personen darf daher nur die Verwendung des ausdrücklich als jodzusatzfrei bezeichneten paketierten Salzes (in gelbbraunen Kartons oder anderen bezeichneten Packungen) gestattet werden. In Deutschland ist jodiertes Salz nicht offen, sondern unter der Bezeichnung „Vollsalz" in Paketen erhältlich, so daß sich dort Irreführungen eher vermeiden lassen.

Behandlung der Schilddrüsen-Überfunktions-Krankheiten.

Die Art der Behandlung der Hyperthyreosen richtet sich nach der Schwere des Falles und nach dem Vorhandensein von Komplikationen besonders von seiten des Herzens. Wir unterscheiden kausale und symptomatische Methoden. Zu den kausalen gehört die Ausschaltung jeder künstlichen Jodzufuhr (mit gewissen Ausnahmen; siehe Seite 15), die Bestrahlung der Schilddrüse und die Operation; zu den symptomatischen Methoden gehören medikamentöse, diätetische und psychotherapeutische Maßnahmen.

1. Bezüglich der **Jodausschaltung** genügt eine einmalige Warnung oft nicht, da mit der Indolenz der Patienten gerechnet werden muß. Besonders zu warnen ist auch vor den üblichen Jodpinselungen beim Zahnarzt. — Wird der Patient etwa aufs Land geschickt, so muß er jodfreies Salz mitnehmen; Verpflegung in Gasthäusern oder Sanatorien, die mit Jodsalz kochen (ohne es zu wissen), kann den Wert des „Erholungsaufenthaltes" beeinträchtigen.

2. Röntgen- oder Radiumbestrahlung der Schilddrüse zwecks Sekretionsverminderung und teilweiser Parenchymverödung sind in allen Fällen angebracht, in denen die Operation nicht aus irgend einem Grunde (z. B. Kompressionserscheinungen durch die Struma, drohende Verschlimmerung der Herzdekompensation) dringend erscheint und in denen nicht soziale Gründe gegen eine sich über Monate hinziehende konservative Behandlung sprechen, deren Resultate übrigens keineswegs immer befriedigend sind. Leichtere

Fälle wird man grundsätzlich bestrahlen, wobei die jedesmalige Kontrolle des Grundumsatzes vor den einzelnen Bestrahlungsperioden wünschenswert ist, um beim etwaigen Erreichen normaler Werte die Bestrahlungen abzubrechen oder zu verschieben und so eine Überdosierung zu vermeiden, die sonst ins Myxödem führen könnte. (Dosierung: Rechtes und linkes Halsfeld und ein Feld am oberen Sternum je 200 bis 300 r [internationale Einheiten]; jeden Tag ein Feld an drei aufeinanderfolgenden Tagen; diese dreitägigen Serien werden in vier- bis sechswöchigen Abständen gewöhnlich dreimal, nötigenfalls öfters wiederholt.)

Größte Vorsicht ist auch beim Bestehen einer latenten Lungentuberkulose am Platze, denn hier können — wahrscheinlich durch Eiweißzerfallsprodukte — Aktivierungen schlummernder Tuberkuloseherde vorkommen. Da in solchen Fällen auch die Operation gefährlich werden kann, sollte, wenn möglich, vorerst versuchsweise rein symptomatisch behandelt werden.

Es ist zweckmäßig, den Patienten rechtzeitig darauf aufmerksam zu machen, daß sich in den ersten Tagen nach der Bestrahlung zuweilen lokale Reaktionen (schnürendes Gefühl im Halse, Heiserkeit) und vorübergehende Störungen des Allgemeinbefindens (gesteigerte Nervosität, leichte Temperatursteigerungen, Müdigkeit usw.) einstellen, die aber keine Besorgnis zu erregen brauchen, sondern vielmehr die Wirksamkeit der Behandlung anzeigen.

Die früher vielfach gehegte Befürchtung, eine nachträglich etwa doch notwendig werdende Operation könnte durch bindegewebige Verwachsungen um die Schilddrüse infolge der Bestrahlung erschwert werden, hat sich als übertrieben erwiesen. Dagegen bildet das Bestehen einer größeren substernalen Struma eine Kontraindikation gegen Bestrahlung, da die reaktive Schwellung zu einer akuten Trachealkompression führen könnte.

Die in neuerer Zeit empfohlene Anwendung von Radium an Stelle der Röntgenstrahlen hat sich mindestens ebensogut bewährt wie jene. Auf eine rasche Wirkung freilich darf man bei Bestrahlungsbehandlungen kaum je rechnen. Der Erfolg stellt sich, wenn überhaupt, nur langsam im Verlaufe mehrerer Wochen bis Monate ein, wobei die Tachykardie besonders hartnäckig bestehen zu bleiben pflegt.

Bei bettlägerigen Kranken kann täglich mehrstündige lokale Kühlung der Schilddrüse mittels kalter Packungen oder Kühlschlauches vorgenommen werden, doch bringt dieses Verfahren meistens nicht viel objektiven Nutzen, ebenso wie die schon fast ganz verlassene Galvanisation der Schilddrüse.

3. Operative Verfahren. Während in manchen amerikanischen Kliniken so gut wie jede strumatragende Hyperthyreose operiert wird, ist man bei uns konservativer geblieben; freilich leider oft genug allzu konservativ, obwohl unter der Hand routinierter Chirurgen die Gefährlichkeit des Eingriffes relativ gering ist (Mortalität meistenteils unter 5%) und sich die Operationschancen gegenüber früheren Zeiten durch die Anwendung der Vorbereitung mit großen Joddosen bedeutend gebessert haben. Die paradoxe und theoretisch noch unerklärte Tatsache, daß Jod in Form der Lugolschen Lösung (15 bis 30 Tropfen pro Tag) bei bestehender Schilddrüsenüberfunktion diese während einer kurzen Zeitspanne wesentlich herabsetzt, macht sich die Chirurgie zunutze, um die Operation nach etwa zehntägiger Vorbehandlung mit Lugollösung unter verhältnismäßig vorteilhaften Bedingungen anzusetzen. Es ist allerdings wichtig, den günstigen Zeitpunkt nicht zu versäumen, da eine zu lange dauernde Jodzufuhr die Gefahr eines Umschlages in schwere Verschlimmerungen des Zustandes mit sich bringt. Dies gilt jedoch — entsprechend der launenhaften und geographisch variierenden Reaktionsweise der Menschen auf Jod — nicht überall. Dem Praktiker ist unbedingt von der eigenmächtigen Anwendung dieses Verfahrens abzuraten. Es gehört ausschließlich als Operationsvorbereitung in die Kompetenz des Chirurgen. Ebenso kann die nur zu vorübergehenden Besserungen führende neue Behandlung mit Dijodtyrosin (täglich 0,1 Gramm) nicht für die Allgemeinpraxis empfohlen werden; sie eignet sich ebenfalls nur als Vorbereitung zur Operation.

Was die Technik des operativen Eingriffes betrifft, so ist zu bemerken, daß die einseitige Resektion nicht nur zwecklos ist, sondern sogar schädlich sein kann; die Arterienligatur allein genügt meistens nicht, sie kommt noch am ehesten bei Fällen mit besonders schlechtem Allgemeinzustand, in denen die radikale Strumektomie als zu gewagt erscheint, etwa als Voroperation in Betracht. Die Erfolge der Operation sind perzentuell besser (80 bis 90%) und treten wesentlich rascher ein als bei irgend einem anderen Verfahren, weshalb bei der Indikationsstellung auch das soziale Moment (bloß etwa zwei- bis dreiwöchiger Spitalsaufenthalt und relativ baldige Wiedererlangung der Berufsfähigkeit) mitspielt. Wo dieses Moment nicht im Vordergrund steht, sollen im allgemeinen zuerst die konservativen Bestrahlungsverfahren versucht und soll die Operation erst dann vorgeschlagen werden, wenn sich längstens innerhalb eines halben Jahres keine wesentliche Besserung einstellt. In schwereren Fällen mit drohender oder schon eingetretener Herzinsuffizienz und Pulsunregelmäßigkeit dagegen darf keine Zeit versäumt werden, da sonst die Operationsaussichten verschlechtert werden könnten. — Bei bestehender latenter Tuberkulose wird ebenso wie bei Bestrahlungen mit der Möglichkeit einer Aktivierung durch die Operation zu rechnen sein. — Die ersten Tage nach dem Eingriff sind infolge der unvermeidlichen Hormonausschwemmung in den Kreislauf stets kritisch und durch objektive Verschlechterung des Zustandes charakterisiert. Nach der Operation ist eine mindestens vier- bis sechswöchige Ruhe- und Liegekur unter Anwendung der weiter unten angegebenen symptomatischen Mittel dringend zu empfehlen.

4. Symptomatische Therapie. Die im folgenden angegebenen Maßnahmen kommen fast nur als — allerdings sehr wesentliche — Unterstützungsbehelfe der kausalen Bestrahlungs- oder Operationstherapie in Betracht. Vor allem: Ausschaltung aller psychischen Aufregungen und Einhaltung möglichster körperlicher Inaktivität, zwei Dinge, die in unserer Zeit des allgemeinen verzweifelten Existenzkampfes leichter angeraten als durchgeführt sind. Entfernung aus der häuslichen Misere und aus den Unerquicklichkeiten des durch das hyperthyreotische Temperament oft schwer gestörten Familienlebens wären hier oft wünschenswert. Medikamentöse Sedativa werden wertvolle Hilfsdienste leisten: Luminal in kleinen Dosen (täglich drei- bis fünfmal oder noch öfter 0,015 Gramm), verschiedene Brompräparate, insbesondere Chininum hydrobromicum (dreimal täglich 0,25 Gramm, bei lästigem Ohrensausen in kleineren Dosen) oder Natrium bromatum (bis zu 3 Gramm pro Tag), im Notfall stärkere Schlafmittel.

Bei starker Abmagerung und Appetitlosigkeit kann eine Arsentropfen- oder Injektionskur versucht werden (außer, wenn ausgesprochene Magenbeschwerden oder Durchfälle bestehen); auch Insulinbehandlung (zwei- bis dreimal täglich 5 bis 10 Einheiten subkutan, eine halbe Stunde vor den Mahlzeiten; Vorsicht bei schlechter Herzfunktion!). Stellt sich nicht innerhalb der ersten zwei bis drei Wochen Gewichtszunahme ein, so ist die weitere Fortsetzung der Insulinbehandlung zwecklos. — Gelegentlich wurden auch Besserungen des Allgemeinzustandes durch die Verabreichung von Thymuspräparaten beobachtet. — Durchfälle lassen sich zuweilen durch Calcium carbonicum purissimum (drei bis fünf Messerspitzen oder zwei bis drei Kaffeelöffel pro Tag) bekämpfen oder durch Tropfklysmen mit Zusatz von $\frac{1}{2}$ bis 1 Milligramm Adrenalin. In manchen Fällen bewährt sich eine vorsichtige Ergotamin- (Gynergen-) Behandlung mit drei Tabletten à 0,001 täglich beginnend und auf sechs bis neun Tabletten im Tage steigend (zwei- bis dreiwöchige, etwa nach einwöchiger Pause zu wiederholende Kur), wobei jedoch sorgfältigste Kontrolle des Patienten notwendig ist. Bei Eintreten von Parästhesien der Extremitäten muß sofort abgebrochen werden (Gefahr der Gangränbildung); Herzdekompensation schließt die Anwendung von Gynergen von vornherein aus. Von der parenteralen Anwendung ist überhaupt abzuraten.

Die früher beliebten „Antithyreoidin“-Präparate und das „Rhodagen“ sind in ihrer Wirkung zu unzuverlässig, als daß sie empfohlen werden könnten. Der Versuch einer Herabsetzung der Tachykardie durch Digitalis ist meistens zwecklos. Die Anwendung von Digitalis und den sonstigen üblichen Herzmitteln und Diureticis kommt erst bei manifesten Dekompensationserscheinungen in Betracht. Bei Pulsarrhythmie (Vorhofflimmern) gibt man mit Vorteil Chininum hydrobromicum (siehe Seite 16).

Wichtig ist eine sehr kalorienreiche, vorwiegend auf Kohlehydrate und Fette basierte Diät mit weitgehender Reduktion des Fleischkonsums; auch Eier sind einzuschränken. Neben reichlich Mehlspeisen, Kartoffeln, Süßigkeiten, Reis usw. kann ausgiebig Butter und Fett gegeben werden. Kaffee, Tee, Alkohol, Nikotin sind nur in sehr geringen Mengen zu gestatten.

Für wohlhabende Patienten kommen mehrwöchige bis mehrmonatige Mittelgebirgsaufenthalte in etwa 600 bis 1000 Meter Seehöhe mit Ruhe-, Liege- und Diätkuren in Betracht.

Die Prognose der Schilddrüsenüberfunktions-Krankheiten richtet sich, abgesehen von der augenfälligen Schwere des Falles, auch nach dem Alter und nach der Leistungsfähigkeit des Zirkulationsapparates. Leichte Fälle, wie es z. B. die anscheinend durch das jodierte Salz hervorgerufenen zum Teil sind, können innerhalb einiger Monate geheilt werden. Ein ausgesprochener Exophthalmus verschwindet auch bei noch so weitgehender sonstiger Besserung fast niemals ganz, ist aber an sich nicht als besonders ungünstiges Symptom anzusehen. Die nach Operation nicht selten bestehen bleibenden Resterscheinungen sind meistens verhältnismäßig harmlos und können durch gelegentliche vorsichtige Nachbestrahlungen niedergehalten werden. Am ungünstigsten sind alle jene Fälle zu beurteilen, in denen bereits Herzinsuffizienzerscheinungen aufgetreten sind. Sehr böse Komplikationen sind Diabetes und Ikterus; durch interkurrente Infektionskrankheiten können schwere Verschlechterungen eintreten. Die Mehrzahl der Erkrankungen könnte durch eine eventuell gesetzlich geregelte Einschränkung des weitverbreiteten Jodmißbrauches von vorneherein vermieden werden.

Der inaktive Kropf.

Nach der Art des Auftretens und der Verbreitung unterscheidet man sporadische und endemische Kröpfe, nach der Art des anatomischen Aufbaues diffuse und knotige (mit weiteren Unterteilungen, die jedoch praktisch keine sehr wesentliche Rolle spielen), nach dem Funktionszustand hyper-, hyporrhoische und wie normale Schilddrüsen funktionierende Kröpfe. Die funktionellen Begleiterscheinungen der Kretinen- und der Basedowstruma usw. haben wir bereits besprochen und haben uns nun mit den bloß mechanisch und kosmetisch störenden Kröpfen zu befassen. Ein näheres Eingehen auf die verschiedenen Entstehungstheorien, insbesondere des endemischen Kropfes, erübrigt sich, da keine vollständig befriedigen kann. Die Jodmangeltheorie (ungenügender Jodgehalt der normalen Nahrung) hat immerhin eine gewisse Wahrscheinlichkeit für sich. Hiefür spricht schon die Tatsache des speziell in Österreich statistisch nachgewiesenen Erfolges der Kropfprophylaxe bei Kindern mittels des jodierten Kochsalzes. Der kindliche Organismus ist gegenüber dem Jod bedeutend weniger empfindlich als der erwachsene und verträgt auch das an sich unphysiologische, im jodierten Salz enthaltene Jodkalium ohne Schaden. Die in Norwegen übliche Seefischprophylaxe dürfte für Erwachsene harmloser sein, da die in den Seefischen enthaltenen Jodmengen zwar relativ groß, aber in zuträglicher organischer Form gebunden sind. Neuestens werden in Bayern Versuche der Säuglingsernährung mit der Milch künstlich jodversorgter Kühe gemacht.

Die Behandlungsnotwendigkeit bei bestehenden Kröpfen hängt in erster Linie davon ab, ob Kompressionswirkungen auf die Trachea und den Ösophagus vorhanden sind oder drohend bevorstehen. Sind auf Kompression hindeutende Erscheinungen nachweisbar (Atemnot, Stridor, Halsvenenschwellung, sekundäre Bronchitis, Herzerweiterung, Schluckbeschwerden) und etwa auch röntgenologisch stärkere Verdrängungen und Deformationen von Luft- und Speiseröhre zu sehen, so ist es zwecklos, konservative Mittel zu versuchen und es ist eheste Operation indiziert, da gelegentliche akute Anschwellungen der Schilddrüse zum plötzlichen Erstickungstod führen können. Beim Vorhandensein latenter tuberkulöser Herde muß auch hier mit der Möglichkeit eines Aufflammens nach der Operation gerechnet werden, weshalb für solche Fälle nötigenfalls die gleichzeitige Anlegung eines Pneumothorax zu empfehlen ist.

Maligne Geschwülste der Schilddrüse, erkennbar zunächst an raschem zirkumskriptem Wachstum, später an Verwachsungen mit Haut und Muskulatur, Härte, Schmerzhaftigkeit, die sich charakteristischerweise meistens bis hinter die Ohren hinauf fortsetzt, Metastasierung (u. a. in den Knochen), sind unbedingt zu operieren; inoperable Fälle sind mit Röntgenstrahlen zu behandeln; aber auch nach gelungener Operation soll nachbestrahlt werden.

Die Bestrahlung gutartiger, nicht hyperthyreotischer Strumen hat wenig Sinn, da sie die Größe kaum beeinflußt und dabei die Gefahr der Myxödementstehung oder der akuten Trachealkompression infolge vorübergehender Schwellung mit sich bringt.

Besteht bei Kropfpatienten etwa aus kosmetischen Gründen der Wunsch nach Beseitigung der Struma auf nichtoperativem Wege, so bleibt nur eine, allerdings sehr zweischneidige Möglichkeit, nämlich die Behandlung mit Jod. Ältere knotige und derbe sowie zystische Strumen kommen hiefür überhaupt nicht in Betracht, da die Gefahr der Basedowifizierung viel größer ist als die Aussicht auf Erfolg, ebenso ist Jod bei Graviditätsstrumen dringend zu widerraten. Am ehesten eignet sich die weiche diffuse Adoleszentenstruma zur Behandlung mit kleinen Joddosen (täglich 5 bis 15 Tropfen einer Lösung von Kalium jodatum 0,02 auf 25,0 Aqua destillata); doch ist hiebei gewissenhafte, mindestens wöchentliche Kontrolle von Gewicht und Pulszahl sowie Belehrung des Patienten über die möglichen Komplikationen unbedingtes Erfordernis. Auch nach Abschluß einer mehrmonatigen Behandlung ist weitere Beobachtung des Patienten durch mehrere Wochen notwendig. Die Gefahr des plötzlichen Ausbruches einer Jodthyreotoxikose, die selbst bei sofortigem Aussetzen der Jodzufuhr nicht mehr abgebremst werden kann, ist auch hier niemals von vornherein auszuschließen.

Bei älteren Personen kommen für die Indikation zu vorsichtiger Jodbehandlung etwa noch schwer operable substernale Strumen in Betracht, wobei die Dosis auf etwa 1 bis 5 Tropfen der oben angegebenen Lösung pro Tag zu beschränken und die Behandlung, falls innerhalb von drei Monaten resultatlos, aufzugeben ist. Äußerliche Einreibungen mit Kropfsalben, „Kropfgeist" u. dgl. sind nicht genau dosierbar und haben schon manches Todesopfer gefordert. Sie dürfen auf keinen Fall verwendet werden. Mitunter bewährt sich der relativ ungefährliche Konsum von Seefischen (1 bis 2 Portionen pro Woche). Aber auch da ist eine Beobachtung des Patienten nicht überflüssig. — Die Anwendung von Schilddrüsenpräparaten gegen Kropf ist zu widerraten.

Erkrankungen der Epithelkörperchen.

Die Epithelkörperchen sind unscheinbare, kleine, nur wenige Millimeter lange Gebilde, sie liegen an der Rückfläche der Schilddrüse und bestehen aus Haufen epithelialer Zellen. Gewöhnlich sind ihrer vier vorhanden. Über ihren Sekretionsmodus wissen wir nichts, dagegen steht ihr innersekretorischer Charakter als solcher fest. Das Hormon der Epithelkörperchen ist von Wichtigkeit zur Erhaltung des normalen Kalk- und Phosphorstoffwechsels und beteiligt sich auch an der Regulierung des Säure-Basen-Gleichgewichtes sowie des Guanidinstoffwechsels. Bei seinem Wegfall kommt es zu einer Senkung des Blut-Calciums und zu verschiedenen funktionellen und morphologischen Folgen der Störung des Kalkhaushaltes. Das aus Rinderepithelkörperchen durch saure Hydrolyse gewonnene Hormon steigert das Blut-Calcium durch Kalkmobilisierung aus den Knochen. Als Einheit wurde ein Hundertstel jener Dosis festgesetzt, welche bei einem 20 Kilogramm schweren Hund innerhalb 15 Stunden den Blut-Calcium-Spiegel um 5 Milligrammprozent erhöht.

Unterfunktion der Epithelkörperchen (Tetanie).

Symptome.

Als Tetanie bezeichnen wir einen Symptomenkomplex teils muskulotonischer und nervöser, teils trophischer Störungen, der sich bei Einschränkung oder gänzlichem Ausfall der Epithelkörperchenfunktion einstellt. Der Verlauf der Erkrankung hängt sowohl von dem Grade der Unterfunktion als von dem Alter des betreffenden Individuums ab. Im kindlichen wachsenden Organismus werden die trophischen Anomalien begreiflicherweise einen breiteren Raum einnehmen als beim Erwachsenen. Letzten Endes gehen fast alle Erscheinungen der Tetanie auf Störungen im Kalkstoffwechsel zurück, der nicht nur für den Aufbau der Knochen, Zähne usw., sondern auch für die neuromuskulären Erregbarkeitsverhältnisse, Krampfbereitschaft u. dgl. maßgebend ist.

Spastische Zustände der Skelettmuskulatur sind es gewöhnlich, die den Kranken zum Arzt führen. Sie bestehen vorwiegend in anfallsweise auftretenden mehr oder weniger schmerzhaften krampfhaften Zwangsstellungen vor allem der Hände und Füße. Besonders charakteristisch ist die „Geburtshelferstellung" der Finger, deren Spitzen bei gestreckten Interphalangealgelenken einander angenähert gehalten werden, etwa so, wie wenn die Hand im Begriffe ist, in einen engen Handschuh zu schlüpfen. Die Unterarme werden hiebei oft halb gebeugt gehalten, die Zehen plantarwärts gebogen, die Füße gestreckt und mit den Sohlen nach innen gewendet, Hüft- und Kniegelenke häufig gestreckt. In schweren Fällen sind auch die Gesichtsmuskeln ergriffen; hiebei werden die Augenlider krampfhaft halb geschlossen gehalten, die Lippen in „Fischmaulstellung" gespitzt und schwer beweglich; der Gesichtsausdruck ist eigentümlich maskenhaft starr. Beteiligt sich auch die Interkostalmuskulatur oder gar das Zwerchfell an den Krämpfen, so können bedrohliche Atmungsbehinderungen eintreten. Noch gefährlicher und dabei — besonders im Kindesalter — weit häufiger sind Laryngospasmen (Stimmritzenkrämpfe), die sogar zum Tode führen können.

Die spastischen Attacken treten in vollentwickelten Fällen mehrmals täglich auf (bis zu 20 und mehr Anfällen), sie können Minuten bis Stunden anhalten und lassen sich auch künstlich auslösen, so z. B. durch mehrere Minuten lang durchgeführtes Tiefatmen, durch Pilokarpin- oder Adrenalininjektionen usw., was für differentialdiagnostische Zwecke von Bedeutung sein kann. (Über sonstige auslösende Faktoren siehe Seite 22.) — In schweren Fällen kommt es zuweilen auch zu epileptiformen klonischen Krämpfen, teils allgemein, teils halbseitig, die bei Kindern als „Fraisen" bezeichnet werden. Leichte fibrilläre Zuckungen sind mitunter auch im anfallsfreien Zustand an verschiedenen Muskelgruppen zu beobachten.

Wo ausgesprochene Anfälle seltener auftreten oder nur eine Krampfbereitschaft besteht, die erst besonderer Anlässe bedarf, um manifest zu werden, läßt sich das Bestehen einer abnormen neuromuskulären Erregbarkeit, einer „latenten" Tetanie durch das Chvosteksche Phänomen nachweisen: Leichtes Beklopfen der Gegend des Fazialisstammes vor dem Gehörgang (bei Kindern weiter vorne in der Mitte der Wange) mit der Fingerspitze oder dem Perkussionshammer löst Zuckungen im Gebiet der Fazialisäste, besonders um Nasenflügel und Mundwinkel der beklopften Seite aus. In geringem Grade findet sich diese Erscheinung oft auch bei neurotischen Personen. — Das Trousseausche Phänomen besteht in dem wenige Minuten nach Anlegung einer elastischen Umschnürung des Oberarmes (Schlauch, Blutdruckmanschette, auch Handtuch) auftretenden typischen Krampfzustand der Finger („Geburtshelferhand") mit Parästhesien und Schmerzen. Beugung eines Beines im Hüftgelenk bei gestrecktem Knie führt ebenfalls bald zu Krampf und Schmerz.

Als Erbsches Phänomen bezeichnet man die gesteigerte elektrische Erregbarkeit der motorischen Nerven, die sich in einer Herabsetzung des Stromschwellenwertes bei der Auslösung von Muskelzuckungen äußert.

Sehr häufig klagen die Kranken über kribbelnde oder ziehende Parästhesien besonders in den Extremitäten, die entweder als Vorboten der Anfälle oder auch ganz unabhängig von solchen auftreten.

Im Bereich der glatten Muskulatur kommt es zu Pylorospasmen, spastischen Kontraktionen der Darmwand, zu mitunter tödlichen Bronchialkrämpfen, zu Spasmen des Sphinkter vesicae mit Harnverhaltung usw.

Unter den trophischen Komplikationen der Tetanie ist die praktisch wichtigste die nicht seltene langsame Entstehung von Cataracta perinuclearis (zentrale Linsentrübung), die bis zu vollkommener Erblindung führen kann. — An den Schneidezähnen zeigen sich als Quer-Rillen verlaufende Schmelzdefekte, die oft noch beim Erwachsenen eine in der Kindheit durchgemachte Tetanie verraten. Haarverlust, Brüchigkeit der Nägel, ein gewisses blaß-gedunsenes Aussehen des Gesichtes erinnern manchmal an Einzelheiten des Hypothyreoidismus.

Bei Säuglingen und bei Kleinkindern finden sich gemeinsam mit der Tetanie gewöhnlich rachitische Veränderungen des Skelettes und auch bei Erwachsenen kann die Tetanie gelegentlich mit Spätrachitis oder Osteomalazie vergesellschaftet sein. Ob für diese Zusammenhänge die Epithelkörperchen primär verantwortlich zu machen sind oder ob die Tetanie nur eine sekundäre Komplikation darstellt, ist noch nicht mit Sicherheit entschieden.

Pathogenese und Prophylaxe.

Die Säuglingstetanie wird fast nur bei rachitischen Kindern beobachtet und demgemäß durch die gleichen prophylaktischen Maßnahmen verhütet, wie die Rachitis selbst: Höhensonnebestrahlung, besonders in den sonnenarmen Wintermonaten (zwei- bis dreimal wöchentlich, 80 Zentimeter Distanz, Beginn mit 2 Minuten, jedesmalige Steigerung um weitere 2 Minuten bis 16 Minuten und Fortsetzung mit dieser Dosis; je eine Hälfte der Dosis vorne, die andere auf die Rückenhaut); Lebertran (5 Gramm täglich) oder bestrahltes Ergosterin (0,1 bis 0,5 Milligramm = 1 bis 5 Tropfen Vigantolöl pro Tag. Vorsicht! Nicht überdosieren! Harnkontrolle auf Eiweiß!).

Die schwersten Tetanieformen haben sich früher oft nach allzu radikalen Kropfoperationen und Mitnahme der damals noch unbekannten Epithelkörperchen entwickelt. Dergleichen kommt heutzutage bei verbesserter Technik wohl nur selten vor, doch lassen sich leichtere tetanische Erscheinungen nach Strumektomie auch jetzt nicht immer ganz vermeiden. Mitunter gelingt noch die rechtzeitige Reimplantation unabsichtlich exstirpierter und im entfernten Schilddrüsenparenchym entdeckter Epithelkörperchen.

Schädigungen der Epithelkörperchen mit dadurch bedingten vorübergehenden oder dauernden Tetanieerscheinungen aller

Grade können durch Trauma (intraglanduläre Blutungen), durch verschiedene Infektionskrankheiten, Tuberkulose, Lues usw. oder auch ohne erkennbare Ursache zustande kommen. Latente Tetanien können während fieberhafter und gastrointestinaler Erkrankungen manifest werden.

Verhältnismäßig häufig treten Tetanieerscheinungen während der Schwangerschaft und Laktation auf, besonders bei Frauen mit sonst latenter Tetanie; sie verschwinden nachher wieder, gelegentlich bleiben sie aber auch bestehen. Diese Erscheinung wird auf eine übermäßige Beanspruchung der Epithelkörperchen während der Schwangerschaft zurückgeführt.

Ungeklärt ist die Entstehungsweise der besonders in Wien, Heidelberg, Graz und anderen Städten, zumeist im Frühjahr beobachteten Tetanieendemien, die allerdings in den letzten Jahren wesentlich seltener geworden zu sein scheinen und im allgemeinen milde verlaufen. Das merkwürdigerweise bei Schustern jüngeren Jahrganges besonders häufige Auftreten von Tetanie hat zu der Bezeichnung „Schusterkrampf" Anlaß gegeben.

Endlich gibt es zwei Tetanieformen, deren Zusammenhang mit den Epithelkörperchen fraglich, ja sogar eher unwahrscheinlich ist: die sogenannte Magen-Darm-Tetanie bei Pylorospasmen und Brechdurchfällen und die Hyperventilationstetanie, die besonders bei neurotischen und hysterischen Personen während und kurz nach Perioden tiefen und raschen Atmens in Form der bekannten Muskelkrämpfe auftritt. Beide werden auf eine Verschiebung des Säure-Basen-Gleichgewichtes nach der alkalischen Seite infolge des Verlustes saurer Valenzen (HCl, CO_2) zurückgeführt, was den Gedanken einer Anwendung von Säuremedikationen auch bei den echten Tetanien wachgerufen hat.

Therapie.

Die theoretisch adäquate Behandlung der Epithelkörpercheninsuffizienz wäre eine dauernde Zufuhr von Epithelkörperchenhormon. Eine solche ist in einzelnen Fällen erfolgreich durch Implantation frischer Kalbsepithelkörperchen durchgeführt worden; doch ist diese Methode kostspielig, technisch schwierig und gelingt nicht immer. Verabreichung von Hormonpräparaten (Parathyreoidea-Tabletten und Injektionen von Parathyreoideapräparaten verschiedener Erzeugung: Parathormon, Paraglandol, Paratotal usw.) wirkt am besten auf parenteralem Wege in Form subkutaner Injektionen (beim Erwachsenen täglich zweimal bis je 20 Einheiten). Da der Effekt nur wenige Stunden anhält, muß die Hormonbehandlung zumeist durch symptomatische Hilfsmittel ergänzt werden, die häufig auch für sich allein vollständig ausreichen, um die Tetaniesymptome wenigstens in den latenten Zustand zurückzudrängen.

Beim Erwachsenen ist das wirksamste dieser Mittel die Verabreichung von Calcium. Wenn es gilt, einen bedrohlichen Anfall zu kupieren, so wird am besten intravenös eines der nicht gewebsnekrotisierenden Calciumpräparate injiziert: Calcium Sandoz, „Incalven" usw., oder auch Calcium chloratum (5%, 20,0 Kubikzentimeter. Vorsicht wegen Nekrosegefahr bei paravenöser Injektion!). Für die Dauerbehandlung eignet sich Calcium lacticum (5 bis 20 Gramm im Tag) oder noch besser Calciumglukonat (Sandoz), mindestens drei gehäufte Kaffeelöffel im Tag in Wasser oder Tee, nötigenfalls bis zu 40 Gramm täglich. Bei Obstipation Zusatz von Magnesium citricum oder sulfuricum. — In vielen Fällen wirkt auch Monoammoniumphosphat (im Tag 8 bis zu 18 Gramm in 1 Liter Wasser mit Himbeersaft) ausgezeichnet, doch wird dieses Mittel oft nicht gerne genommen und kann Durchfälle verursachen, die dann mit Tinctura opii zu bekämpfen sind. — Das aus frischem Blut hergestellte „Hämokrinin" ist in seiner Wirkung zu sehr umstritten, um hier empfohlen werden zu können. — Die Diät soll möglichst wenig Fleisch enthalten, dagegen vorwiegend Gemüse, Obst, Kohlehydrate und Milchprodukte. Nebenher werden oft Sedativa (Luminal, Brom usw.), Ruhekuren und warme Bäder angewendet. Versuche mit Ultraviolettbestrahlung, Lebertran, bestrahltem Ergosterin können gelegentlich in hartnäckigen Fällen unternommen werden; doch spielen diese letzteren Maßnahmen in der Kinderpraxis eine weit bedeutendere Rolle als beim Erwachsenen.

Die Säuglingstetanie stellt sich am häufigsten bei den mit Kuhmilch ernährten Säuglingen ein und es gelingt in vielen Fällen, sie einfach durch sofortigen Entzug der Kuhmilchmolke und durch deren Ersatz mittels einer gezuckerten Mehlabkochung zu beseitigen. Wird gleichzeitig mit der Zufuhr von bestrahltem Ergosterin (Vigantol) begonnen, so kann bald wieder die Milchnahrung aufgenommen werden. Da das Vigantol in hohen Dosen toxisch ist und zu Herz-, Gefäß- und Nierenschäden führen kann, wurde als Maximaldosis für Säuglinge und Kleinkinder 1 Milligramm (= 12 Tropfen der Vigantolöl genannten, im Handel erhältlichen öligen Lösung) pro Tag festgesetzt. Nur in schwersten Fällen darf zu Beginn der Behandlung bis auf 2 oder 3 Milligramm pro die gestiegen werden (Harnkontrolle: Eiweiß, Erythrozyten!). In gleicher Weise wirkt Lebertran in einer Menge von etwa 10 Gramm pro Tag. Höhensonnebestrahlungen werden oft mit Vorteil angewendet, doch ist hier große Vorsicht in der Dosierung geboten, da erfahrungsgemäß durch die Bestrahlung trotz sonst guter Wirkung plötzlich schwere Anfälle ausgelöst werden können. In dringenden Fällen soll immer Calcium gegeben werden, und zwar ½ bis 1 Ampulle von einem der oben angeführten nicht gewebsnekrotisierenden Calciumpräparate intravenös oder intramuskulär.

Wiederholte Konvulsionen erfordern die Anwendung von Narkotika (Luminal-Natrium in 10%iger Lösung, 0,5 bis 1,0 Kubikzentimeter mehrmals täglich subkutan; 0,25 bis 0,5 Gramm Chloralhydrat rektal usw.).

In Fällen von schwerem Laryngospasmus kann sich unter Umständen eine rasch ausgeführte Tracheotomie als notwendig erweisen. — Wenn eine Cataracta perinuclearis operiert werden soll, so muß der Patient besonders gründlich mit Calcium, unter Umständen kombiniert mit Parathormon vorbereitet und auch während der Nachbehandlung ausgiebig mit diesen Mitteln versorgt werden, da ein Anfall zu Glaskörperprolaps und anderen schweren Komplikationen führen kann.

Die Prognose der Tetanie richtet sich nach ihrem jeweiligen Typus. Abgesehen von der Gefahr des Erstickungstodes im Anfall ist die Prognose der Säuglings- und Kleinkindertetanie günstig; auch die Schwangerschaftstetanien verschwinden meistens wieder spätestens nach Beendigung der Laktationsperiode. Magen-Darm- und Hyperventilationstetanie hängen von den sie auslösenden Zuständen ab. Dagegen sind alle auf direkten Schädigungen der Epithelkörperchen beruhenden Formen prognostisch quoad sanationem zweifelhaft und insbesondere die parathyreoprive postoperative Tetanie wird meistens eine niemals ganz zu entbehrende Dauerbehandlung erfordern.

Epithelkörperchen-Überfunktion.

Neben einer Anzahl von Krankheitsbildern, die als Ausdruck einer Hyperfunktion der Epithelkörperchen gedeutet wurden (Myasthenia gravis pseudoparalytica und verwandte Zustände), hat sich eine solche Annahme bisher nur bei einer Erkrankung bestätigt: bei der Ostitis fibrosa cystica. Es handelt sich hier um eine pathologische Veränderung des Skelettes mit ausgedehnten Knochenresorptionen und Neigung zu Frakturen und Deformationen, vor allem der langen Röhrenknochen. Vielfach entwickeln sich an entkalkten Stellen multiple zystische Hohlräume, die sich röntgenologisch leicht feststellen lassen. Der Calciumspiegel des Blutes pflegt hiebei abnorm hoch zu liegen und in einer Reihe von Fällen konnten auf operativem Wege Adenome eines oder mehrerer Epithelkörperchen aufgefunden werden, nach deren Entfernung zwar kein ausgesprochener Heilungseffekt, wohl aber ein sofortiger Stillstand der Knochenprozesse und Normalisierung des Blut-Calciums eintrat. Es empfiehlt sich, unmittelbar nach der Operation beginnend, durch einige Tage bis Wochen Calcium (siehe Tetaniebehandlung, Seite 24) zu geben, um das Auftreten von Ausfallserscheinungen zu verhüten. Neuerdings wird an Stelle der Operation auch eine kräftig dosierte Röntgenbestrahlung der Epithelkörperchenregion empfohlen.

Erkrankungen der Thymusdrüse.

Die Thymusdrüse setzt sich aus einer lymphozytären Rindenschicht und einer epithelialen Marksubstanz zusammen. Sie hat die Eigentümlichkeit, nur etwa während der ersten 14 Lebensjahre am Wachstum des Organismus teilzunehmen und sich dann allmählich soweit zurückzubilden, daß im späteren Alter oft nichts mehr von ihr vorhanden ist als ein ihre einstige Lage bloß andeutender Fettkörper. Die Rückbildung des Thymus ist nach der Kastration und bei manchen Fällen von Hyperthyreoidismus verzögert.

Über die physiologische Rolle der Thymusdrüse wissen wir fast überhaupt nichts Sicheres. Am ehesten scheint es, daß die Thymusfunktion für das Knochenwachstum und die Knochenverkalkung eine gewisse Bedeutung besitzt, da sich nach Thymusexstirpation beim Tier mitunter schwere rachitisähnliche Skelettveränderungen einstellen. Den Keimdrüsen gegenüber besteht insofern eine antagonistische Einstellung, als die Thymusinvolution mit der erreichten Geschlechtsreife ihren Anfang nimmt.

Ein Thymushormon als solches ist nicht bekannt; doch sind im Handel verschiedene Thymuspräparate (Thymus-Tabletten, Thymoglandol usw.) erhältlich. Von einer präzisen Abgrenzbarkeit krankhafter Über- oder Unterfunktionszustände der Thymusdrüse kann keine Rede sein. Doch gibt es immerhin gewisse Symptomenkomplexe, die mit mehr oder weniger Berechtigung mit der Thymusfunktion in Zusammenhang gebracht werden. Dies gilt vor allem von dem sogenannten Status thymicolymphaticus, einer bestimmten Gruppierung konstitutioneller Merkmale, unter denen sich auch das Vorhandensein einer ungewöhnlich großen und ungewöhnlich lange persistierenden Thymusdrüse befindet, ferner eine Hyperplasie des lymphatischen Systems (Tonsillen, Zungenfollikel usw.), abnorme Enge der Aorta, schmales, mediangestelltes Herz, Enteroptose, hypoplastisches Genitale, geringe Entwicklung der sekundären Geschlechtscharaktere, meistens zartes blasses Aussehen.

Eine wirkliche primäre Verantwortlichkeit der Thymusdrüse für alle diese Erscheinungen ist allerdings keineswegs bewiesen. Die praktische Bedeutung dieses Konstitutionstypus liegt in seiner geringen Widerstandsfähigkeit gegenüber Infektionen und den verschiedensten Anforderungen des Lebens. Bei körperlichen Anstrengungen, in der Narkose usw. kommt es auffallend häufig zum Herzkammerflimmern, zu dem plötzlichen sogenannten Sekunden-Herztod. Individuen dieses Konstitutionstypus inklinieren auch besonders zur Entwicklung des typischen Morbus Basedow.

Eine bestimmte spezifische Therapie (etwa Resektion oder Bestrahlung des Thymus oder anderseits Extraktzufuhr) kommt kaum in Frage. Die Aufgabe des Arztes besteht lediglich darin, den Patienten zu einer alle Infektionsmöglichkeiten und höhergradigen Anstrengungen möglichst ausschaltenden vorsichtigen Lebensweise zu verhalten und im Falle eingetretener Erkrankungen alle in Betracht kommenden Heilverfahren mit besonderer Sorgfalt anzuwenden.

Maligne Tumoren der Thymusdrüse (Thymome) kommen nur sehr selten zur Beobachtung. Irgend welche, zu Schlußfolgerungen auf die funktionelle Bedeutung der Thymusdrüse berechtigende Allgemeinerscheinungen machen sie nicht. Sie sind nur nach Maßgabe ihrer unspezifischen Folgeerscheinungen zu behandeln.

Erkrankungen der Nebennieren.

Die Nebennieren sind keine einheitlich aufgebauten Organe, sondern jede für sich aus zwei morphologisch und funktionell scharf differenzierten Gewebsgruppen zusammengesetzt, die auch beide ihre eigenen, voneinander sehr verschiedenen Hormone produzieren.

Das Nebennierenmark, das in engem Verwandtschaftsverhältnis zum sympathischen Nervensystem steht und mit mehrfach in der Bauchhöhle verstreuten kleineren Ablegern gleicher Struktur als „Adrenalsystem" zusammengefaßt wird, sezerniert das Adrenalin. Dieses gelangt durch die Nebennierenvenen in vom Sympathikus regulierten Quantitäten in den Kreislauf, besonders während körperlicher Anstrengungen, vegetativ nervöser Erregungszustände usw. Es setzt alle Hilfskräfte in Bewegung, die für gesteigerte Leistungen des Körpers akut benötigt werden und ist deshalb ein wichtiger Faktor im Lebenskampf des Organismus. Die pharmakodynamischen Effekte des Adrenalins kommen fast sämtlich auf dem Wege einer Tonussteigerung des Sympathikus zustande; doch treten hiebei mehrfach auch vagische Gegenregulationsmechanismen in Aktion. Eigentümliche Beziehungen bestehen überdies zum Cholesterin- und zum Pigmentstoffwechsel.

Über die biologische Bedeutung der dem sogenannten „Interrenalsystem" angehörenden Nebennierenrinde sind wir im einzelnen viel weniger genau informiert, obwohl es feststeht, daß die Rinde oder vielmehr ihr Hormon für den Bestand des Lebens weit unerläßlicher ist als das Adrenalin. Das Rindenhormon entgiftet anscheinend gewisse, bei der Muskeltätigkeit entstehende schädliche Stoffe. Das Gewebe der Nebennierenrinde fungiert als Speicher verschiedener Lipoide, insbesondere des Cholesterins.

Gewisse Gehirnmißbildungen (Anenzephalie, Enzephalokele usw.) pflegen mit einer Hypoplasie der Nebennierenrinde einherzugehen. In der Gravidität und nach Kastration nimmt das Volumen der Nebennierenrinde dagegen zu, überhaupt bestehen mehrfache direkte Beziehungen zur Geschlechtssphäre.

Die Nebennierenhormone.

a) Das Hormon des Nebennierenmarkes, das Adrenalin, ist seit langem in seiner chemischen Konstitution bekannt und wird auch synthetisch hergestellt. Es ist ein Derivat des Brenzkatechins, das in p-Stellung zu einer OH-Gruppe einen Methylamino-äthanol-Rest trägt. Das natürliche Adrenalin ist linksdrehend, das synthetische Präparat ist optisch inaktiv. Adrenalin ist außerordentlich leicht zersetzlich (es oxydiert unter rötlicher Verfärbung) und muß im Dunkeln aufbewahrt werden. Injektionsspritzen, mit denen Adrenalin verabreicht werden soll, dürfen nur in reinem Wasser ausgekocht werden, da schon Spuren von Alkali das Präparat zerstören können. Auch im Organismus wird Adrenalin sehr rasch abgebaut, besonders im Magendarmtrakt, weshalb seine Anwendung in der Regel parenteral erfolgt.

Das Adrenalin kommt in Form seines Chlorides gewöhnlich in einer Lösung 1 : 1000 unter verschiedenen Bezeichnungen (Adrenalin hydrochloricum solutum, Adrenosan, Suprarenin, Tonogen u. a.) in den Handel, teils in Fläschchen zur lokalen Anwendung, teils in Ampullen zur Injektion.

Die Wirkung des Adrenalins bei parenteraler Zufuhr klingt rasch ab, der Effekt ist manchmal sehr stürmisch und äußert sich vorwiegend in Reizerscheinungen des sympathischen Nervensystems: neben der lokalen Vasokonstriktion eine allgemeine Gefäßverengerung besonders des Splanchnikusgebietes mit Blutdrucksteigerung, manchmal von Aortenschmerz begleitet, Pulsbeschleunigung und Palpitationen, Erhöhung des Blutzuckers mit darauffolgender Zuckerausscheidung im Harn, Zittern, Kopfschmerz, Schweißausbruch usw. Der Grad der individuellen Empfindlichkeit gegen Adrenalin ist außerordentlich verschieden; man soll deshalb bei Injektionen vorsichtig mit kleinen Dosen von etwa 0,2 Kubikzentimeter beginnen, wonach gegebenenfalls unter Kontrolle des Blutdruckes nach den einzelnen Injektionen auf höchstens 1,0 Kubikzentimeter (entspricht 1 Milligramm Adrenalin) pro dosi zu steigern ist. Die Injektionen sollen in der Regel nur subkutan gemacht werden, nach dem Einstich ist durch leichtes Ansaugen festzustellen, daß die Injektion nicht etwa neben oder in eine eröffnete Vene gerät, da hiedurch unerwünschte Erscheinungen hervorgerufen werden könnten.

Eine intravenöse Applikation von Adrenalin kommt nur in seltenen Fällen in Frage und erfordert große Vorsicht, da schwerste Kollapszustände und sogar Exitus eintreten können. Wenn Adrenalin zur Bekämpfung einer peripheren Kreislaufschwäche intravenös verabreicht werden soll, so geschieht dies durch langsame (1 bis 2 Stunden dauernde) Infusion einer sorgfältig durchgemischten Lösung von 1 bis 2 Kubikzentimetern der normalen einpromilligen Adrenalinlösung in 1 bis 2 Litern physiologischer Kochsalzlösung.

b) Das Hormon der Nebennierenrinde ist noch nicht näher bekannt. Vor einigen Jahren wurde eine Interrenin genannte Substanz beschrieben, durch welche epinephrektomierte Ratten länger als sonst am Leben erhalten werden konnten. Noch weit wirksamer ist in dieser Beziehung bei parenteraler Zufuhr ein neues amerikanisches Rindenpräparat (Cortin), welches sich auch beim menschlichen Morbus Addison (siehe Seite 31) zu bewähren scheint.

Im Handel sind Tabletten aus der ganzen Nebenniere (Glandulae suprarenales verschiedener Firmen), ferner außer dem erwähnten amerikanischen Präparat noch Tabletten und Injektionspräparate aus dem Rindenanteil allein (Sucort) erhältlich.

Unterfunktion der Nebennieren (Addisonsche Krankheit).

Wenn wir von einer Unterfunktion der Nebennieren sprechen, so tun wir dies ohne scharf getrennte Berücksichtigung der beiden die Nebennieren aufbauenden Gewebselemente, des Interrenal- und des Adrenalsystems, da eine solche Unterscheidung praktisch nicht einwandfrei durchführbar ist.

Als das klassische Bild einer Nebennierenunterfunktion kennen wir die Addisonsche Krankheit, welcher ganz verschiedenartige, die Nebennierenfunktion beeinträchtigende Noxen zugrunde liegen können. In den meisten Fällen freilich handelt es sich um eine

Tuberkulose der Nebennieren; doch kommen daneben Syphilis, Embolien, entzündliche Veränderungen, intraglanduläre Blutungen oder auch hochgradige Atrophien ohne erkennbare Ursache in Betracht. Hie und da fällt der Beginn der manchmal Jahre hindurch schleichenden, manchmal aber auch foudroyant in wenigen Wochen zum Tode führenden Krankheit in das Ende einer Schwangerschaft oder schließt an eine Infektionskrankheit an; auch Traumen der Nierengegend können auslösend wirken.

Aus der recht vielfältigen Reihe der Erscheinungen des Morbus Addison ist als augenfälligstes Kardinalsymptom die abnorm starke Pigmentierung der Haut (besonders an den belichteten und an den dauernder Reibung durch die Kleidung ausgesetzten Stellen, an den Mamillen, am Genitale etc.; daher auch der Name Bronzekrankheit) hervorzuheben. Zum Unterschied von manchen anderen krankhaften Pigmentierungen finden sich beim Morbus Addison gewöhnlich auch an der Lippen- und Wangenschleimhaut dunkle Pigmentflecken und zuweilen ein Pigmentring am Kornealrand. Dunkles Haar kann paradoxerweise gleichzeitig durch Pigmentverlust ergrauen, wie denn solche Patienten überhaupt oft ein vorzeitig gealtertes Aussehen zeigen. Besonders charakteristisch ist auch die hochgradige muskuläre Adynamie: allgemeine tonische Muskelschwäche und Mattigkeit.

Den akutesten Verlauf nehmen die Erkrankungen infolge von Hämorrhagien im Nebennierenparenchym (vorwiegend bei kleinen Kindern), wobei es vor dem Tod oft gar nicht erst zu sichtbaren Pigmentveränderungen kommt.

Die beim Erwachsenen mit Arbeitsunlust, leichter Ermüdbarkeit, Schläfrigkeit und Gedankenträgheit sowie Störungen des Sexuallebens (Impotenz, Verlust der Libido, Amenorrhoe) einsetzenden Allgemeinerscheinungen steigern sich meistens allmählich zu höchstgradigen Schwächezuständen, schließlich zu Kachexie und Koma. Parallel damit gehen Appetitlosigkeit und allerlei leichte bis schwerste Gastrointestinalstörungen, unstillbares Erbrechen, Darmkoliken, Durchfälle mit Blutbeimengung. Oligurie, Untertemperaturen, zuweilen aber auch Fieber, Kopfschmerzen, Schwindel, neuralgieartige Schmerzen, mitunter auch Konvulsionen und Delirien vervollständigen das traurige Bild, das in vielen Einzelheiten den vom Tierexperiment her bekannten Folgeerscheinungen der Nebennierenexstirpation gleicht. Als differentialdiagnostisch verwertbare Symptome sind noch der mitunter abnorm niedrige Blutzuckergehalt bei hoher Zuckertoleranz und vor allem der oft extrem niedrige Blutdruck hervorzuheben, der den Radialpuls ganz unfühlbar machen kann (60 Millimeter Hg oder noch weniger).

Behandlung der Nebenniereninsuffizienz.

Die Behandlung des Morbus Addison war bisher nur in jenen seltenen Fällen erfolgreich, in denen eine Beseitigung des Grundleidens, etwa einer Syphilis oder einer leichteren Tuberkulose der Nebennieren, erzielt werden konnte. Durch Adrenalin sind wohl manche Teilsymptome, nicht aber der allgemeine Verfallsprozeß aufzuhalten, der in den meisten Fällen, spätestens 4 bis 6 Jahre nach Einsetzen der Erkrankung, unter qualvollen Leiden zum Tode führt. Es ist aber zu hoffen, daß die neuen Nebennierenrindenpräparate eine aussichtsreichere Behandlung möglich machen werden, wenn auch einstweilen durch sie das Ende nur hinausgeschoben werden konnte.

Adrenalin kann zur symptomatischen Bekämpfung der Mattigkeit und Kreislaufschwäche in einer Dosierung von mehrmals täglich ½ bis 1 Milligramm (unter den auf Seite 29 angegebenen Kautelen) versucht werden. Auch einen Versuch mit den im Handel erhältlichen Gesamtnebennieren- und Rindenpräparaten sollte man keinesfalls unterlassen. Bestimmte Normen der Dosierung lassen sich diesbezüglich noch nicht aufstellen.

Mit Rücksicht auf die Magendarmstörungen wird man diätetische Maßnahmen versuchen, eine möglichst leicht verdauliche, kohlehydratreiche Kost mit Zusatz von Fruchtsäften u. dgl. verordnen und etwa bei Diarrhöen Adrenalineinläufe (1 Milligramm auf ½ Liter Kamillentee in zwei Portionen) oder peroral mehrere Messerspitzen Bismutum subgallicum oder kaffeelöffelweise Calcium carbonicum purissimum, Apfeltage usw. anwenden. Bei dauernder Nahrungsverweigerung oder hartnäckigem Erbrechen werden Nährklysmen manchmal nicht zu umgehen sein. — Der an sich naheliegende Gedanke, Appetit und Gewichtszunahme durch Insulin zu fördern (siehe Insulinmastkuren, Seite 74), ist hier kaum angebracht, da beim Addison eine außergewöhnliche Überempfindlichkeit gegen Insulin besteht, die schon bei ganz niedriger Dosierung zu schweren Schockerscheinungen und plötzlichem Tod führen kann.

Überfunktion der Nebennieren.

Überfunktionen der Rinde und des Markes der Nebennieren lassen sich deutlicher auseinanderhalten als Insuffizienzerscheinungen, da Vermehrungen funktionell vollwertigen Adrenal- oder Interrenalgewebes voneinander unabhängig zustande kommen können.

1. Hyperadrenalismus, das heißt pathologische Funktionssteigerung des Adrenalin produzierenden Nebennierenmarkes oder der mit ihm strukturell verwandten sympathischen Paraganglien kann sowohl bei einfachen Hyperplasien als bei Tumorbildungen der

Marksubstanz oder bei Paragangliomen zur Entwicklung kommen. Entsprechend den von der künstlichen Adrenalinzufuhr her bekannten Wirkungen finden sich hiebei in krisenhaften Schüben auftretende oder aber auch dauernde hochgradige **Erhöhungen des Blutdruckes** mit allen dazu gehörenden Beschwerden, wie Kopfschmerz, Schwindel, Erbrechen, manchmal Glykosurie, weiterhin Herzhypertrophie und Ausgang in Herzinsuffizienz, wenn nicht schon früher eine Hirnhämorrhagie zum Tode führt. An das Vorhandensein einer derartigen adrenalen Entstehung eines arteriellen Hochdruckes wird man vor allem dann denken, wenn er sich bei jüngeren Individuen einstellt, die keine Nephritis durchgemacht haben und für die die Annahme einer Hirn- oder Nierenarteriosklerose weniger in Betracht kommt. — Überdies wird dem Nebennierenmark auch eine gewisse Bedeutung für die Entstehung der gewöhnlichen Hochdruckformen bei Schrumpfniere und für die Entstehung der Arteriosklerose zugeschrieben. — Unentschieden ist noch die Frage einer Adrenalinkomponente in der Entstehung des Diabetes mellitus.

Therapeutisch läßt sich in den allerdings recht seltenen Fällen adrenaler Hypertonie wenig ausrichten, solange nicht das überschüssige Adrenalgewebe auf operativem Wege entfernt oder zumindest durch Röntgenbestrahlung in seiner Sekretionstätigkeit gehemmt worden ist. — Im übrigen wird man sich an Sedativa (Luminal usw.), Spasmolytika (Papaverin, Nitrite usw.), warme Bäder, Ruhekuren u. dgl. halten.

2. Überfunktionen der Nebennierenrinde äußern sich in oft abenteuerlichen, vor allem die Geschlechtssphäre und die sekundären Sexualmerkmale betreffenden anatomischen Veränderungen des Körpers, wobei das Alter, in welchem die Funktionsstörung einsetzt, eine ausschlaggebende Rolle spielt. Datiert sie aus dem Embryonalleben her, so finden sich schon bei der Geburt Anzeichen eines **Pseudohermaphroditismus**, der im weiteren Leben zu allerlei psychischen, sozialen und rechtlichen Komplikationen führen kann. Keineswegs alle, aber doch ein beträchtlicher Teil jener Individuen, deren äußere Geschlechtsteile usw. Zweifel über ihre Geschlechtszugehörigkeit aufkommen lassen, gehören in die Gruppe der embryonal angelegten Nebennierenrinden-Hyperplasien.

Rindentumoren, die sich erst im extrauterinen Leben, im Kindesalter entwickeln, führen häufig zu einer übermäßig raschen Reifung der eigenen Geschlechtscharaktere, mitunter mit ausgesprochener Mitentwicklung von sekundären Merkmalen des anderen Geschlechtes in wechselvoller Verteilung.

Kommt es endlich erst nach Erreichung der vollen normalen Geschlechtsreife zur Steigerung der Rindenfunktion, so treten hier wiederum vor allem heterosexuelle Merkmale auf Kosten der eigenen Sexualität in den Vordergrund. Vor allem bei Frauen ist eine verhältnismäßig große Anzahl derartiger Fälle beobachtet worden, die sich durch auffallende virile Körperbehaarung und Bartwuchs (sog. Hirsutismus), Tieferwerden der Stimme, Ausbleiben der Menses, Erlöschen der Libido und durch Fettleibigkeit auszeichnen. Männer sind sehr selten betroffen; bei ihnen kann es zur Entwicklung weiblich aussehender Brüste (Gynäkomastie), Impotenz und Hodenatrophie kommen.

Was die Therapie anlangt, so ist in Fällen, die das Vorhandensein eines Tumors annehmen lassen, dessen operative Entfernung indiziert. Die Erkennung von Nebennierenrindentumoren (Hypernephromen, Grawitz-Tumoren) kann neben dem Palpations-, Perkussions- und Röntgenbefund gelegentlich durch das Auftreten von paroxysmalen Hämaturien und bei Männern durch das Vorhandensein einer linksseitigen Varikokele des Hodens erleichtert werden (Verschluß der linken Vena spermatica durch den Tumor; rechts kommt dergleichen kaum jemals vor).

Erkrankungen des Inselgewebes der Bauchspeicheldrüse.

Die in das Gewebe der Bauchspeicheldrüse eingestreuten Langerhansschen Zellinseln besitzen innersekretorische Eigenschaft. Von ihnen wird das wirksame Hormon gebildet, dessen Wegfall zur Entwicklung der Diabetes mellitus genannten schweren Störung des Kohlehydratstoffwechsels führt.

Die Rolle des Insulins im Kohlehydrathaushalt scheint im wesentlichen einerseits in einer Förderung des Zuckerumsatzes in den peripheren Geweben, vor allem in der Muskulatur, anderseits in der Ermöglichung der Ablagerung von Kohlehydratreserven (in der Form von Glykogen) in Leber und Muskeln zu bestehen. Steht dem Organismus Insulin nicht in genügenden Mengen zur Verfügung, so überwiegt die in entgegengesetztem Sinne in den Kohlehydratstoffwechsel eingreifende Wirkung des Adrenalins, das Depot-Glykogen aus Leber und Muskeln wird als Traubenzucker in den Blutkreislauf hinausgejagt, in dem sich immer mehr davon ansammelt, da die Muskeln und sonstigen arbeitenden Gewebe zum Teil auch ihre Fähigkeit eingebüßt haben, den zirkulierenden Zucker wieder an sich zu reißen und als Betriebsmaterial aufzubrauchen. Überschreitet nun die normalerweise 80 bis 120 Milligrammprozent betragende Zuckerkonzentration des Blutes eine gewisse Höhe, die sogenannte Nierenschwelle, die bei etwa 160 bis 180 Milligrammprozent liegt, so tritt ein Teil des Zuckers durch die Nieren in den Harn über und geht auf diese Weise als Bau- und Nährsubstanz verloren. Hält diese Form des Verlustes des wichtigsten Nahrungsstoffes einige Zeit an, so setzt der Organismus alle Hebel in Bewegung, um aus seinen eigenen Nichtkohlehydraten (Fett und Eiweiß) Ersatz für den ihm teils durch die Nieren davonlaufenden, teils unverwertbar im Blut zirkulierenden Zucker zu schaffen. Zunächst wird das in der Leber vorhandene Fett in Zucker umgewandelt, wobei als Zwischenprodukte die sogenannten Ketonkörper (β-Oxybuttersäure, Azetessigsäure und Azeton) entstehen und ebenfalls ins Blut gelangen. Die Lebervorräte sind bald erschöpft und nun setzt eine Wanderung von Fett aus den peripheren Depots zur Leber auf dem Blutwege ein, was einerseits zu einer Abnahme der peripheren Fettlager, zur Abmagerung, anderseits zu einer manchmal enormen Fettvermehrung in dem als Transportmittel fungierenden Blut führt (diabetische Lipämie). Je intensiver die Fett-Kohlehydrat-Transformation in der Leber vor sich geht, desto mehr Ketonkörper werden gebildet bis zu einem Ausmaß, das schwere Vergiftungserscheinungen bedingen kann. In letzter Linie werden die Eiweißreserven zur Zuckerneubildung herangezogen. Es kommt zu einem gesteigerten Eiweißzerfall, wobei ebenfalls, wenn auch in geringerem Ausmaß, Ketonkörper entstehen.

Die drei angeführten Haupterscheinungen des Insulinmangels: Hyperglykämie, Hyperketonämie, Hyperlipämie lassen sich durch parenterale Zufuhr entsprechender Insulinmengen in kürzester Zeit beseitigen. Wird mehr Insulin verabreicht als zum Ausgleich des vorhandenen Kohlehydratdefizits erforderlich, so kommt es zu abnorm starken Senkungen des Blutzuckers (infolge überhasteten Verbrauches der vorhandenen Kohlehydrate) und zur Ausbildung des seinerseits unter Umständen gefährlichen „hypoglykämischen" Symptomenkomplexes.

Was die normale Insulinsekretion betrifft, so wird ihre Intensität teils durch die jeweilige Höhe des Blutzuckers auf nervösem Wege (Vagus) gewissermaßen reflektorisch, teils wahrscheinlich auch durch den Adrenalingehalt des Blutes reguliert.

Das Hormon der Pankreasinseln (Insulin).

Das Insulin ist wahrscheinlich eine kompliziert gebaute Albumose. Für das kristallisierte Hormon wurde die Zusammensetzung $C_{45}H_{69}O_{14}N_{11}S$ berechnet. Für die Wirksamkeit besonders ausschlaggebend scheint der Schwefelgehalt zu sein, ferner eine freie OH-Gruppe, sowie die labile Guanidingruppe des Argininrestes im

Insulinmolekül. Gegen Hitze, Fermente und Alkali ist Insulin sehr empfindlich, weshalb es auch bei peroraler Verabreichung seine Wirksamkeit verliert und nur parenteral gegeben werden kann. — Seine biologische Auswertung erfolgt nach dem blutzuckersenkenden Effekt am Kaninchen. 1 Milligramm Standard-Insulin entspricht 8 internationalen Einheiten. — An Mäusen erfolgt die Auswertung nach der krampfauslösenden Dosis. — Die im Handel erhältlichen Insulinpräparate sind in Fläschchen verpackt und enthalten in 5 Kubikzentimetern je nach der auf der Signatur ersichtlichen Bezeichnung 50, 100, 200, 300, 500 oder 800 Einheiten, was beim Gebrauch genau beachtet werden muß. Die verschiedenen Handelspräparate sind einander heute ziemlich gleichwertig. Als Konservierungsmittel enthalten sie zumeist Kresol.

Unterfunktion der Pankreasinseln (Diabetes mellitus).
Ursachen und Verhütung.

Als Ursache einer Inselunterfunktion kommen angeborene oder frühzeitig eintretende Degenerationen und Atrophien in Frage, welche zu dem allerdings relativ weniger häufigen Diabetes der Jugendlichen führen; ferner hyaline Degeneration der Inseln auf Grund sklerotischer Gefäßveränderungen im höheren Alter und schließlich andere Arten von Inselschädigungen, z. B. chronisch oder akut entzündliche bei Pankreatitis und Pankreaszirrhose, Gewebszerstörungen bei Pankreastumoren u. dgl. Oft genug fehlt aber auch jede nachweisbare Ursache.

In der Mehrzahl der Fälle liegt der Entwicklung des Diabetes mellitus eine hereditär-konstitutionelle Anlage zugrunde. Das Manifestwerden der Erkrankung kann durch Infektionskrankheiten, seelische Erregungen, Traumen, Gravidität, thyreotoxische Erkrankungen usw., aber auch durch unzweckmäßige Ernährung begünstigt werden. Hiebei spielt Überlastung mit Kohlehydraten allem Anschein nach eine geringere Rolle als dies vielfach angenommen wird. Dagegen dürfte eine allzu fettreiche, überhaupt eine allzu reichliche, zu starkem Fettansatz führende Kost als wesentlich auslösender Faktor in Betracht kommen. Der Diabetes entwickelt sich auffallend häufig bei fettleibigen Personen, die dann freilich oft einen großen Teil ihrer Fettlager einbüßen. Chronische Überfütterung ist also unbedingt zu vermeiden.

Von der Möglichkeit einer Diabetesprophylaxe läßt sich — abgesehen von der Vermeidung des Genusses großer Fettmengen — nur hinsichtlich der Eheberatung diabetischer Personen sprechen, insoferne als vor der Zeugung von Kindern besonders dann zu warnen ist, wenn entweder beide Eheleute Diabetiker sind oder wenn zwar nur ein Ehepartner an Diabetes leidet, der andere aber aus einer Diabetikerfamilie stammt.

Symptomatologie mit Ausschluß der Glykosurie.

Eine Reihe typischer Diabeteskomplikationen, die oft den Patienten zum Arzt führen, ohne daß ihm noch von seinem Grundleiden etwas bekannt geworden wäre, wollen wir hier an die Spitze stellen, da es häufig genug gerade die eine oder andere dieser vielfältigen Erscheinungen ist, die den Arzt erst auf den Gedanken bringt, daß es sich um einen Diabetes handeln könne.

Eine der bekanntesten Beschwerden des Diabetikers ist der auffallende, ihn mitunter sogar nachts belästigende Durst, verbunden mit den infolge der überreichlichen Wasseraufnahme überhäufigen Harnentleerungen.

Multiple Hautabszesse, Furunkeln, die leicht zu Phlegmonen ausarten, lästiger Pruritus mit Hautjucken besonders an den Genitalien und Innenflächen der Oberschenkel, ferner Neigung zu Ekzemen werden immer den Verdacht auf Zuckerkrankheit erwecken; ebenso das allerdings seltene Symptom einer gelben Verfärbung der Handflächen und Sohlen. Das Gesicht mancher jugendlicher Diabetiker ist auffallend gleichmäßig rosig gefärbt; beim Bronzediabetes (Hämatochromatose) dagegen besteht eine eigentümlich dunkelgraubraune oder grünlichbraune Verfärbung der ganzen Körperoberfläche.

Arteriosklerose, arterieller Hochdruck, Koronararteriensklerose, auch Herzmuskelentartung sind bei älteren Diabetikern häufig, wenn auch nicht gerade als direkte Folgeerscheinungen des Diabetes zu betrachten. Ferner kommt es bei Zuckerkranken oft zu lokalen Zirkulationsstörungen insbesondere an den Zehen, beginnend mit Jucken, Kältegefühl bis zu heftigen Schmerzen bei gleichzeitiger örtlicher Blässe, Bläulichfärbung mit Übergang in rasch fortschreitende Gangrän und Sepsis.

Schwer in Mitleidenschaft gezogen sind nicht selten auch die Augen, sei es durch die Entwicklung einer Katarakt, einer Iridozyklitis, einer Retinitis oder Neuritis retrobulbaris.

Eine häufige Komplikation der Zuckerkrankheit stellen Neuritiden des Nervus ischiadicus dar oder andere neuritische Beschwerden (Interkostal-, Trigeminus-Neuralgie, Schmerzen an der Außenseite des Oberschenkels usw.), die oft sehr quälend sein können. Nicht selten ist in schwereren Fällen der Patellarsehnenreflex abgeschwächt oder aufgehoben. Allgemein nervöse Erscheinungen psychischer Natur stellen sich manchmal erst dann ein, wenn der Kranke über seinen Zustand aufgeklärt ist und sich je nach Temperament mit seiner Situation abzufinden hat. (Von den eigentümlichen psychischen Veränderungen im präkomatösen Stadium wird noch weiter unten die Rede sein.)

Störungen des Sexuallebens können sowohl im Rahmen psychogener Neurosen der Diabetiker zustande kommen, als in einer organischen Verschiebung des innersekretorischen Gleichgewichtes begründet sein. Sie äußern sich im Erlöschen der Libido und Potenz sowie in Abschwächung oder Ausbleiben der Menstrualblutungen. — Die Schwangerschaft bedeutet bei Diabetes eine hochgradige Belastung des Kohlehydratstoffwechsels und muß in der Regel als ein Gefahrenmoment betrachtet werden, das eine künstliche Unterbrechung notwendig machen kann. — Das Stillen des Neugeborenen ist diabetischen Müttern im allgemeinen zu widerraten, da es zu Verschlechterungen der Kohlehydrattoleranz führen kann.

Zahnwurzelinfektionen, Alveolarpyorrhoe, Lockerung und Ausfall der Zähne sind nicht selten eine sehr lästige Begleiterscheinung der Zuckerkrankheit. Sie können den Ausgangspunkt von Allgemeininfektionen bilden. Häufig kommt es auch zu hartnäckigen trockenen Rachenkatarrhen.

Der Lunge des Diabetikers muß besondere Aufmerksamkeit geschenkt werden, da seine verminderte Resistenz allen pulmonalen Infektionserregern Tür und Tor öffnet und anderseits die oft herabgesetzte Fieberfähigkeit besonders älterer Diabetiker beginnende Lungenprozesse leicht solange übersehen läßt, bis es zu einer erfolgreichen Behandlung zu spät ist. Einfache Bronchialkatarrhe können in putride Formen, pneumonische Herde können in Abszedierung und Lungengangrän übergehen, vor allem aber finden die Tuberkelbazillen in der Lunge des unbehandelten Zuckerkranken einen idealen Nährboden und ein fast wehrloses Opfer ihres Zerstörungswerkes. Die exsudativen und destruktiven Formen der Lungentuberkulose stehen hier im Vordergrund und es kann nicht eindringlich genug darauf hingewiesen werden, daß man sich durch das Fehlen von Temperatursteigerungen in der Beurteilung der Schwere solcher Prozesse nicht irremachen lassen darf.

Nebenbei sei hier eingeschaltet, daß Karzinome bei Zuckerkranken nur selten beobachtet worden sind.

Praktisch von nicht allzu großer Bedeutung sind die Nierenkomplikationen der Zuckerkrankheit, welche übrigens als solche von den bei Diabetikern recht häufigen primären Nephrosklerosen klinisch nur schwer abgegrenzt werden können. Bloß bei jüngeren

Personen mit normalem Blutdruck werden Eiweiß und Zylinder im Harn als Anzeichen einer „Nephropathia diabetica" zu deuten sein.

Prostatahypertrophien mit Harnretention sind wegen der Neigung zu Blasenkatarrhen und Blasenblutungen bis zur nekrotisierenden Zystitis, aufsteigenden Zystopyelitis und Urosepsis immer ernst zu beurteilen.

Eine Spezialgruppe stellen jene Diabetesformen dar, die auf der Grundlage einer Schädigung des ganzen Pankreas inklusive des exkretorischen Gewebes zustande kommen (Pankreaszirrhose, Tumoren). Hier zeigen sich neben den eigentlichen diabetischen Störungen auch die Folgen einer unzulänglichen Exkretion: Neutralfett und unverdaute Muskelfasern in dem meistens sehr voluminösen Stuhl, ferner heftige Schmerzen und charakteristischer Tastbefund im linken Epigastrium, bronzeartige Verfärbung der Haut.

Die Glykosurie.

Die bisherige Aufzählung der „Nebensymptome" des Diabetes wurde aus zwei Gründen der Besprechung der Glykosurie vorangestellt; einmal deshalb, weil die Vielfältigkeit dieser Nebensymptome eine dringende Mahnung für den praktischen Arzt bedeutet, die Harnuntersuchung auf Zucker bei dem Vorhandensein derartiger Erscheinungen, ja, wenn möglich, überhaupt bei jedem einzelnen seiner Patienten auch ohne sonstige für Diabetes sprechende Verdachtsmomente durchzuführen; zweitens darum, weil die Glykosurie zwar wohl ein sehr wesentliches, aber durchaus nicht eindeutiges und konstantes Symptom der diabetischen Stoffwechselstörung darstellt.

Die Technik zumindest der qualitativen Harnzuckerbestimmung ist so einfach, daß ihre Unterlassung durch nichts entschuldigt werden kann.

Ein deutlich positiver Ausfall der Fehlingschen oder Nylanderschen Probe beweist in den allermeisten Fällen das Vorhandensein von Traubenzucker in einer Konzentration von über 0,1%; die ebenfalls reduzierenden Zuckerarten Lävulose, Laktose und Pentosen kommen nur selten vor und spielen praktisch keine große Rolle. Stellt sich in zweifelhaften Fällen nach Zuckerbelastung (morgens auf nüchternen Magen 100 Gramm Zucker in etwa ½ Liter Tee) eine unmittelbar vorher nicht vorhanden gewesene positive Reaktion ein oder wird eine schwach positive Nüchternprobe von stark positiven Reaktionen gefolgt, so darf mit Sicherheit auf alimentäre Glykosurie geschlossen werden, dagegen noch nicht unbedingt auf echten Diabetes mellitus.

Es gibt nämlich eine Reihe von mit Glykosurie verbundenen Zuständen, denen eine Pankreasinsuffizienz allem Anschein nach nicht zugrunde liegt und deren Abgrenzung vom echten Diabetes prognostisch-therapeutisch wichtig ist: rein alimentäre Glykosurien durch Überbelastung, die allerdings nur selten vorkommen, „neurogene" Glykosurien nach seelischen Erschütterungen, Schädeltraumen und so weiter, thyreogene und durch Adrenalinzufuhr hervorgerufene Zuckerausscheidungen, Schwangerschaftsglykosurien und den sogenannten „renalen" oder Nierendiabetes mit normalem Blutzucker und nur unwesentlicher Steigerung der Zuckerausscheidung nach Kohlehydratbelastung.[1])

In welche Gruppe der seltene sogenannte „Diabetes innocens" junger Personen mit erhöhtem Blutzucker, aber über Jahre hin harmlosem konstantem Verlauf einzureihen ist, steht noch nicht fest.

Obzwar also nicht jede Glykosurie einen echten Diabetes bedeutet, wäre es doch ein schwerer Fehler, sich ohne sehr genaue und über längere Zeit hin durchgeführte Beobachtung des Patienten mit der Annahme einer der angeführten, im ganzen ja doch recht seltenen Formen der nicht diabetischen Zuckerausscheidungen zufriedenzugeben, um so mehr, als bei einigen davon der Übergang in echten Pankreasdiabetes immerhin gewärtigt werden muß. Wer auch nur einmal Zucker im Harn ausgeschieden hat, soll eindringlich für immer zu periodisch wiederholten ärztlichen Untersuchungen verhalten und als Diabeteskandidat betrachtet werden. Auch anscheinend leichte Fälle dürfen, besonders wenn es sich um jüngere Personen handelt, unter keinen Umständen vernachlässigt werden, denn gerade in der Jugend kann eine auch nur geringfügige Zuckerausscheidung prognostisch sehr ungünstig zu bewerten sein.

Ein negatives Resultat einzelner Harnuntersuchungen schließt das Vorhandensein eines Diabetes noch keineswegs vollkommen aus. Dies gilt besonders für Fälle von „latentem" Diabetes bei Nephrosklerose, in denen die diabetische Stoffwechselstörung in vollem Ausmaß bestehen kann, ohne daß es aber zur Ausscheidung des erhöhten Blutzuckers durch die erkrankten Nieren kommt. Das gleiche gilt auch für die Intermissionen bei manchen jugendlichen Diabetikern. Irrtümer lassen sich am besten vermeiden, wenn man ausdrücklich Harnproben verlangt, die aus einer gewissenhaft gesammelten und gut durchgemischten 24-Stunden-Harnmenge stammen. Mit Berücksichtigung der Tagesharnmenge läßt sich die allein zur Beurteilung des Falles brauchbare Tageszuckermenge

---

[1]) Näheres darüber siehe bei Elias: Glykosurien, renaler Diabetes und Diabetes mellitus (J. Springer, Diese Sammlung, Bd. 6, 1928).

in Grammen berechnen (z. B. 1% Zucker in der Mischprobe von 2000 Harn ergibt 20 Gramm Zucker als Tagesausscheidung).

Die Technik der polarimetrischen Zuckerbestimmung braucht hier nicht näher besprochen zu werden, da sie jedem Besitzer eines Polarimeters ohnehin geläufig sein dürfte.

Eine bequeme und keine besonderen Kosten verursachende, dabei für den Alltagsgebrauch hinlänglich exakte quantitativ-chemische Methode ist die von Benedict. Man benötigt für sie folgende Utensilien und Reagentien: eine 5 Kubikzentimeter fassende Pipette, eine in Hundertstel Kubikzentimeter geteilte Pipette von 1 Kubikzentimeter Inhalt, einen oder mehrere Erlenmeyerkolben à ca. 100 Kubikzentimeter, einen Gas- oder Spiritusbrenner, einen Eprouvettenhälter, etwa 100 Gramm Natrium bicarbonicum anhydricum und eine Lösung bestehend aus Cuprum sulfuricum 6,0, Natrium citricum 66,0, Natriumferrozyanat 0,17, Natrium carbonicum crystallisatum 90,0, Natriumsulfozyanat 33,0, Aqua destillata ad 333,0 (alle Bestandteile chemisch rein und genau eingewogen). — Genau 5 Kubikzentimeter der Lösung werden in dem Erlenmeyerkolben mit einer kleinen Messerspitze Natrium bicarbonicum anhydricum versetzt, zum Kochen erhitzt und nun aus der Pipette der zu untersuchende Harn unter fortwährendem Kochen der Lösung über der Flamme langsam solange zutropfen gelassen, bis die Grünfärbung in Weiß umschlägt. Den Zuckergehalt in Prozenten berechnet man nun, indem man 1 durch die verbrauchte Harnmenge dividiert. Beispiel: Verbrauchte Harnmenge 0,5 Kubikzentimeter, Zuckergehalt also = 2%.

Einzelheiten, die für die Art der Behandlung maßgebend sind, wollen wir erst in dem der Therapie gewidmeten Abschnitt erörtern.

Die Lipämie und Ketonurie.

Die dauernden Kohlehydratverluste der diabetischen Leber, aus welcher das Glykogen fortwährend wie aus einem Danaidenfaß davonläuft, zwingen den Organismus zur leberwärts gerichteten Fettmobilisierung aus der Peripherie. Die Folge davon ist eine manchmal enorm hochgradige Hyperlipämie, welche das Serum sahneartig getrübt und den Augenhintergrund eigentümlich hellrot gefärbt erscheinen läßt, ohne daß aber diese Veränderung der Blutzusammensetzung zu praktisch bedeutungsvollen Konsequenzen führen würde.

Anders steht es mit den bei der Umwandlung von Fett in Kohlehydrate massenhaft gebildeten Ketonkörpern (β-Oxybuttersäure, Azetessigsäure, Azeton), welche eine direkt giftige Wirkung im

Organismus ausüben und tödliche Intoxikationserscheinungen verursachen können.

Die Ketonkörper entstehen hauptsächlich dann, wenn wegen Glykogenmangels in der Leber Fett in Kohlehydrate umgewandelt wird. Ihre Menge richtet sich in erster Linie nach dem inneren Kohlehydratdefizit, nicht nach dem Fettangebot von außen, wenn auch natürlich der ketogenetische Prozeß durch exogene Fettzufuhr bis zu einem gewissen Grade begünstigt wird.

Die Ausscheidung des zirkulierenden Azetons erfolgt teilweise durch die Ausatmungsluft, welcher es einen charakteristischen obstartigen Geruch verleiht, zum anderen Teil durch die Nieren. β-Oxybuttersäure und Azetessigsäure, die beiden Vorstufen des Azetons, werden nur mit dem Harn eliminiert.

Da die Azetessigsäureprobe (mit Eisenchlorid) auch nach der Einnahme von Salizylpräparaten, Pyramidon und anderen Medikamenten, positiv ausfällt, vergesse man nie, den Patienten diesbezüglich zu befragen. Überdies ist die Unterscheidung dadurch möglich, daß die flüchtige Azetessigsäure durch Kochen des Harnes entfernt und dadurch die Eisenchloridreaktion negativ wird, was bei medikamentös bedingter positiver Reaktion nicht der Fall ist. — Eine verläßlich positive Azetessigsäureprobe gestattet den Schluß auf eine gleichzeitige beträchtliche Azetonausscheidung (etwa 0,3 bis 0,5%). Sie ist daher immer als ein ernstes Symptom zu bewerten.

Einen einfachen qualitativen Nachweis der β-Oxybuttersäure gibt es nicht; doch kann bei positiver Eisenchloridreaktion immer mit ihrer Anwesenheit gerechnet werden. Sie ist der weitaus giftigste und gefährlichste unter den Ketonkörpern und in erster Linie für die lebensbedrohenden Erscheinungen des Koma diabeticum verantwortlich zu machen.

Das Koma diabeticum.

Seit der Einführung des Insulins hat das Koma, früher die meistgefürchtete Komplikation des Diabetes, viel von seinen Schrecken verloren; doch bedeutet es auch jetzt noch eine schwere Gefahr. Es stellt sich keineswegs etwa nur bei unbehandelten Fällen ein, sondern oft gerade bei diätetisch besonders streng gehaltenen, bei denen der niedrige Kohlehydratgehalt der Nahrung zwar der Glykosurie entgegenwirkt, gleichzeitig aber die auf Kohlehydratmangel beruhende Ketonkörperbildung übermächtig werden läßt. Häufige Untersuchungen des Harnes auf Azeton und Azetessigsäure sind deshalb in allen schweren Fällen unbedingt notwendig, um die drohende Gefahr rechtzeitig zu erkennen. Der komatöse Zustand kann mitunter ganz plötzlich zum Ausbruch kommen und irreparable Schäden besonders im Kreislaufsystem anrichten.

Meistens allerdings geht dem Koma ein ziemlich charakteristisches mehrtägiges Prodromalstadium voraus. Es besteht vor allem in einer eigentümlichen psychischen Veränderung des Kranken, Teilnahmslosigkeit, mürrisch abweisendem Benehmen, Zerstreutheit, Schläfrigkeit, dabei oft mit einer gewissen motorischen Unruhe und dem charakteristischen Azetongeruch des Atems, zuweilen auch Übelbefinden und Brechreiz, leichter Zyanose, Ödemen und Untertemperaturen. Mehr oder weniger allmählich stellt sich ein soporöser Zustand und ein ganz bestimmter Atemtypus ein (Kußmaulsche Atmung), der für das diabetische Koma ungemein bezeichnend ist: langsame Atmung mit anfangs großen, später kleineren Pausen, relativ langgezogenem, laut hörbarem Inspirium und kurzer stoßartiger Ausatmung. Der Augeninnendruck ist häufig stark vermindert.

Bekommt der Arzt den Kranken zum erstenmal im komatösen Zustand zu sehen, so ist die Differentialdiagnose gegenüber anderen ähnlich erscheinenden, aber nicht diabetischen Zuständen von größter Wichtigkeit. Zur Orientierung diene nebenstehende Tabelle, in welche auch die Symptome der Insulinintoxikation aufgenommen sind, über deren Einzelheiten jedoch erst in einem späteren Abschnitt (Seite 50) berichtet werden wird.

Das wesentlichste Unterscheidungsmerkmal besonders zwischen echtem diabetischem Coma und Insulinschock ist die Höhe des Blutzuckers. Dieser ist beim diabetischen Koma über die Norm erhöht, beim Insulinschock unternormal.

Neuestens ist im Handel (Firma Zeiß-Ikon) ein kleines bequemes Kolorimeter zur Schnellbestimmung des Blutzuckers in ganz kleinen Blutmengen (0,1 Kubikzentimeter) erhältlich.

Zur Auslösung des Coma diabeticum können sehr verschiedene Umstände beitragen. Abgesehen von übertriebener, ungenügend kontrollierter Unterernährung sind es vor allem Infektionskrankheiten und Lokalinfektionen mit septischen Allgemeinerscheinungen, ferner Magendarmstörungen, Schwangerschaft, körperliche Überanstrengung, endlich physische und psychische Traumen, die ein Koma herbeizuführen vermögen.

Therapie des Diabetes mellitus.

Es ist unmöglich, im Rahmen dieser kleinen Schrift eine auch nur annähernd ausreichende Anleitung für eine zweckmäßige und allen Erfordernissen entsprechende Dauerbehandlung des Diabetes zu geben,

	Harnzucker	Harn-eiweiß	Harn-ketonkörper	Atmung	Blut-druck	Augen	Nervensystem usw.
Koma diabeticum	+ bis + + + (außer etwa bei hochgradiger Unterernährung)	negativ oder leicht +	+ + +	meistens Kußmaulsche Atmung	niedrig	Bulbusdruck niedrig; Pupille eng. Lichter Fundus (Lipämie)	Patellarreflexe meistens fehlend. Azetongeruch des Atems
Koma uraemicum	selten +	+ +	selten +	Rasche inspiratorische und exspiratorische Atemstöße mit langen Pausen	hoch	Pupillen weit; häufig Retinitis albuminurica	Patellarreflexe gesteigert
Hirnblutung	oft +	manchmal +	negativ	röchelnd, oft mit Schaum vor dem Mund	meistens hoch	Pupillen weit, manchmal verschieden	Einseitige Schlaffheit der Extremitäten und Gesichtsmuskulatur. Patellarreflex gesteigert
Insulinschock	Im nach Beginn der akuten Erscheinungen gebildeten Harn (Katheterharn!) negativ	negativ	meistens negativ	tief, normaler Rhythmus	normal oder etwas erniedrigt	Pupillen normal	manchmal klonische Krämpfe

da die moderne Diabetestherapie in allen ihren Einzelheiten geradezu
eine Wissenschaft für sich darstellt. Wir wollen uns hinsichtlich der
Therapie damit begnügen, nur ein paar Winke zu geben, die für
den allerersten Anfang der Behandlung vor gröberen Fehlgriffen be-
wahren und weiterhin das Verständnis der Anordnungen eines inzwischen etwa zu Rate gezogenen Spezialisten erleichtern sollen. Zu
einem selbständigen therapeutischen Vorgehen auf lange Sicht wird
der praktische Arzt des Studiums der dieser Aufgabe gewidmeten
Spezialschriften schwerlich entraten können, denn seine Verant-
wortung ist größer, als ihm dies oft unter dem Eindruck relativ
leicht erreichter therapeutischer Anfangserfolge bewußt werden mag.
Es sei hier nochmals auf das in dieser Sammlung erschienene Buch
von Elias („Glykosurien, renaler Diabetes und Diabetes mellitus“)
verwiesen.

Toleranzbestimmung und diätetische Anfangsbehandlung.

Bei Beginn irgend eines Behandlungsverfahrens wird man sich
unter allen Umständen nach der Schwere des Falles und nach dem
etwaigen Vorhandensein von Komplikationen zu richten haben.
Drohendes oder bereits eingetretenes Koma, beginnende Gangrän,
Furunkulose, floride Tuberkulose, sonstige Infektionskrankheiten,
bevorstehende operative Eingriffe jeder Art bilden unbedingte
Indikationen zur sofortigen Insulinanwendung und scheiden aus dem
Kapitel „Diätbehandlung“ a priori aus. Leichte und mittelschwere
komplikationslose Fälle sowie ältere Patienten mit Anzeichen von
allgemeiner Arteriosklerose und von Herzfunktionsstörungen dagegen können und sollen zunächst versuchsweise diätetisch behandelt
werden.

Die erste Aufgabe des Arztes besteht in solchen Fällen in der
Prüfung der Toleranz, das heißt in der Feststellung jener
Kohlehydratmenge, die ohne Harnzuckerausscheidung assimiliert
werden kann. Das kommt natürlich nur in solchen Fällen in Betracht,
die nicht dauernd auch aus ihrem eigenen Körper (aus Eiweiß und
Fett) gebildeten Zucker ausscheiden. Die Toleranzbestimmung ist
deshalb wichtig, weil eine dauernde Überlastung des Organismus mit
jenseits der Toleranzgrenze liegenden Kohlehydratmengen nicht nur
der Ausscheidung wegen unökonomisch, sondern durch Über-
beanspruchung des Inselapparates schädlich ist. Länger dauernde
Überschreitungen der Toleranzgrenze drücken diese selbst allmählich
immer tiefer hinab.

Praktisch erfolgt die Toleranzbestimmung leichter Fälle
durch Verordnung einer kohlehydratfreien Grundkost, welcher

sukzessive steigende Kohlehydratzulagen so lange hinzugefügt werden, bis Zucker im Harn erscheint. In die Grundkost können folgende Bestandteile aufgenommen werden: 150 bis 300 Gramm roh gewogenes Fleisch oder ein etwas größeres Quantum Fisch; etwa die Hälfte der angebenen Fleischmenge kann durch Eier (3 bis 6 Stück) ersetzt werden; 20 bis 60 Gramm Fett (Butter, Speck, Öl); 50 bis 100 Gramm Magerkäse; 100 bis 200 Gramm Sahne (Obers oder Rahm); beliebige Mengen verschiedener Gemüse (außer Hülsenfrüchten und ohne Mehl zubereitet); schwarzer Bohnenkaffee, Tee beliebig, etwa 15 Gramm Kakao, Kognak, sauerer Wein; „Luftbrot", welches besonders als Unterlage für Butter, Käse, Schinken und dergleichen verwendbar ist; Saccharin beliebig.

Hat man sich davon überzeugt, daß der Kranke bei dieser Kostform keinen Zucker ausscheidet, so kann eine Kohlehydratzulage von einer Semmel (= ca. 40 Gramm Weißbrot) versucht werden. Wird auch hiebei kein Zucker ausgeschieden, so legt man etwa jeden zweiten Tag je eine weitere Semmel zu (möglichst gleichmäßig über den Tag verteilt) und fährt mit Zulagen derselben Größe solange fort, bis der Harn Zucker enthält. Mit der erreichten Kohlehydratmenge (z. B. 5 Semmeln = 200 Gramm Weißbrot pro Tag) ist die Toleranzgrenze erreicht.

Hat man die Toleranz annähernd festgestellt, so wäre es verfehlt, dem Patienten auch weiterhin eine gerade ihrer Höhe entsprechende Kohlehydratmenge zu gestatten, da hiebei zu leicht gelegentliche Überschreitungen vorkommen können. Man setze vielmehr die zulässigen Kohlehydratzulagen auf höchstens drei Viertel der bei der Toleranzprüfung gefundenen Grenzmenge fest. Ist diese Menge sehr gering (z. B. unter 50 Gramm Weißbrot pro Tag), so ist der Kranke so zu behandeln, wie ein mittelschwerer Fall (siehe unten Seite 46).

Selbstverständlich können Kohlehydrate für den Alltagsgebrauch auch in anderer Form als in der von Semmeln gegeben werden, wobei die für den einzelnen Fall zulässige Menge nach Äquivalenten berechnet wird, die auf der Grundlage von 20 Gramm Weißbrot (= ½ Semmel) beruhen. Das heißt also jede dem Patienten auf Grund der Toleranzprüfung gestattete halbe Semmel darf nach Belieben ersetzt werden durch eines der folgenden Äquivalente:

> 60 Gramm Liton-Brot
> 15   „   Mehl (Roggen, Weizen, Hafer, Mais)
> 20   „   Bohnen-, Erbsen-, Linsen-Mehl
> 15   „   Nudeln, Makkaroni

(Wenden!)

17 Gramm Reis
60 „ Winterkartoffeln
70 „ Sommerkartoffeln
ca. 150 „ Kirschen, Stachelbeeren, Johannisbeeren, Äpfel, Birnen
ca. 200 „ Erdbeeren, Zwetschgen, Orangen
ca. 250 „ Himbeeren, Heidelbeeren, Brombeeren, Aprikosen, Pfirsiche
250 „ Vollmilch
400 bis 500 Gramm Rahm
275 „ 300 „ saure Milch
250 „ 280 „ Lagerbier.

Ist der Fall mittelschwer und die anfängliche Kohlehydrattoleranz niedrig oder Null, so kann man versuchen, durch höchstens sechs- bis achttägigen vollkommenen Kohlehydratentzug (siehe Grundkost, Seite 45) die Toleranz zu bessern. Doch ist es absolut notwendig, hiebei tägliche genaue Kontrollen auf Ketonkörper vorzunehmen. Wird die Azetonreaktion stark positiv und etwa auch die Eisenchloridreaktion positiv, so müssen sofort wieder Kohlehydratzulagen von etwa 50 bis 100 Gramm pro Tag verabreicht werden.

Wird aber auch auf diese Weise keine Zuckerfreiheit erzielt, dann müssen sogar die Eiweißbestandteile der Kost reduziert und zur Erhaltung des kalorischen Gleichgewichtes durch Fett ersetzt werden; doch sollten derartige Kranke, wenn nur igend möglich, zunächst mit Insulin versehen und so wenigstens innerhalb einiger Zeit für eine liberalere Diätbehandlung reif gemacht werden.

Ist eine Insulinkur absolut undurchführbar, so versuche man die abwechselnde Verordnung von Hunger- oder Gemüsetagen und Kohlehydrattagen. An Hungertagen kann schwarzer Kaffee, Tee und Kognak gegeben werden, an Gemüsetagen außer den mehlfrei mit 50 bis 100 Gramm Fett zubereiteten beliebig reichlichen Gemüsen 2 bis 4 Eierdotter oder ganze Eier und Getränke wie beim Hungern. — An Kohlehydrattagen wird ein aus 150 bis 200 Gramm Hafergrütze oder Haferflocken unter reichlichem Butterzusatz (etwa 100 Gramm) bereiteter Brei über den Tag verteilt gegessen (Hafertag) oder 450 bis 800 Gramm Kartoffeln in beliebiger Zubereitung (Kartoffeltag) oder entsprechende Kombinationen aus Hafer, Kartoffeln, Reis, welch letzterer in gleichem Gewicht dem Hafer gleichzusetzen ist (Mehlfrüchtekur), daneben Kaffee, Tee, Kognak. Bezüglich der Reihenfolge von Gemüse- (Hunger-) und Kohlehydrattagen ist zu bemerken, daß je zwei und drei oder auch einzelne Kohlehydrattage zwischen Gemüsetage einzuschieben sind, je nachdem, wie sich die Zucker- und Azetonausscheidung verhält.

Verschiedene Badeortkuren haben den Vorteil einer vorübergehend besseren diätetischen Disziplinierung der Kranken und — vorausgesetzt, daß nicht bedeutende materielle Opfer damit verbunden sind — den einer gewissen Beruhigung des Nervensystems und der Psyche.

Die stellenweise angewendete parenterale Eiweißkörpertherapie ist von ungleichmäßiger Wirksamkeit, dabei nicht immer frei von Gefahr und kann dem Praktiker deshalb nicht ohneweiters empfohlen werden.

Wo Zuckerfreiheit nicht zu erreichen ist, hat es keinen Sinn, die Patienten, besonders wenn es sich um ältere Leute handelt, durch drakonische Diätvorschriften allzusehr zu quälen. Man wird sich mit einer gewissen dauernden Zuckerausscheidung abfinden müssen und bei einer halbwegs erträglichen Kostform wöchentlich einen bis zwei Gemüsetage einschalten. Jedes Auftreten von Komplikationen, besonders von solchen infektiöser Natur, zwingt dann aber zu größter Wachsamkeit und ehestem Übergang zur Insulintherapie.

Allgemeines über die Insulinbehandlung.

Die Entdeckung des Insulins bedeutete einen der größten Fortschritte der modernen Medizin und eine ihrer segensreichsten Errungenschaften sowohl durch die Rettung von Tausenden von Menschenleben, die dem tödlichen Koma verfallen gewesen wären, als dadurch, daß es unzähligen Diabetikern die psychisch aufreibenden Diätskrupeln und die physischen Entbehrungen der Diabetikerkost ganz bedeutend erleichtert. Freilich muß dem noch hie und da vorhandenen Mißverständnisse entgegengetreten werden, daß die Verwendung von Insulin ein zügelloses Drauflosessen gestatte. Gewisse diätetische Grundsätze müssen auch hier befolgt werden, um so mehr, als das Insulin ja kein wirkliches Heilmittel ist, sondern nur kurzdauernde Substitutionen des endogenen Hormondefizits ermöglicht.

Die im Beginn der Insulinära infolge ungenügender Kenntnis der Dosierungsregeln häufig beobachteten schweren Intoxikationserscheinungen sind heute im allgemeinen so leicht vermeidbar, daß es sinnlos wäre, aus Furcht vor ihnen eine Insulinbehandlung zu unterlassen, abgesehen von kreislaufgeschädigten, von sogenannten insulinrefraktären und von besonders unbeholfenen oder unintelligenten Kranken.

Der einzige wirkliche Nachteil des Insulins ist die absolute Notwendigkeit der parenteralen Verabreichung, da sich keiner der vielen Versuche einer bequemeren Applikationsweise (perlingual, rektal usw.) als brauchbar erwiesen hat. — Das mit dem Insulin weder biologisch noch chemisch verwandte Synthalin (und das mit ihm identische Glukhorment) konnte sich trotz einer gewissen antiglykosurischen Wirkung in der Praxis nicht allgemein durchsetzen, da es unangenehme Nebenerscheinungen (Magenbeschwerden, Appetitlosigkeit usw.) verursacht. Bei leichteren Fällen kann immerhin ein Versuch mit „Synthalin B" in Mengen von 20 bis 30 Milligrammen pro die mit eintägigen Pausen nach je 4 bis 5 Tagen unternommen werden.

Injektionstechnik.

Insulin wird so gut wie ausnahmslos subkutan injiziert; intramuskulär nur im Falle von Schmerzhaftigkeit; die intravenöse Wirkung läuft zu rasch ab, sie kommt höchstens im Koma bei unmittelbarer Lebensgefahr in Betracht.

Absolute Asepsis bei jeder Injektion ist unbedingt zu verlangen (leichte Infizierbarkeit der Diabetiker!). — Spritze und Nadeln sollen in reinem Wasser ausgekocht und in absolutem Alkohol aufbewahrt werden. Andere Desinfizientien sind zu vermeiden. Man verwendet am besten für kleinere Insulinmengen (unter 20 Einheiten pro dosi) eine feingeteilte sogenannte Tuberkulinspritze von 1,0 Kubikzentimeter Inhalt, ansonsten eine 2 oder 5 Kubikzentimeter-Spritze, womöglich mit Teilstrichen entsprechend Zehntel-Kubikzentimetern. Das Insulin erscheint im Handel meistens in Fläschchen à 5 Kubikzentimeter enthaltend 50, 100, 200, 300, 500 oder 800 Einheiten. Wieviele Einheiten auf den Kubikzentimeter oder auf einen Teilstrich entfallen, kann man leicht nach den auf den Fläschchen angebrachten Daten berechnen. Schmerzhaftigkeit kommt nicht häufig vor und läßt sich durch Zusatz von 1 bis 2 Kubikzentimetern einer zweiprozentigen Novokainlösung leicht vermeiden. Die Injektionsstellen sollen fortwährend gewechselt werden, da es sonst zu entstellenden lokalen Fettatrophien mit grubenartigem Einsinken der Haut kommen kann. Wo sich eine derartige Tendenz bemerkbar macht, bringt ebenfalls der Zusatz von Novokain Abhilfe. Im Notfalle kann man bei individueller Überempfindlichkeit gegen ein bestimmtes Präparat (lokale Infiltratbildung) die Marke wechseln. Es gibt eine ganze Reihe gleichwertiger Insuline. Sie müssen kühl aufbewahrt werden und sind dann lange haltbar. Um die Wirkung der einzelnen Injektionen länger anhalten zu lassen und so Insulin zu sparen, kann man je ein gleiches Volumen einer sterilen fünfprozentigen Lösung von Gummi acaciae mitinjizieren, wodurch die Resorption verzögert wird.

Jeder halbwegs intelligente Patient kann bei entsprechender gewissenhafter Belehrung die Injektionstechnik selbst erlernen (ebenso die qualitative Harnuntersuchung) und sich dadurch bis zu einem gewissen Grad vom Arzt unabhängig machen, womit natürlich nicht gemeint ist, daß er mit Insulin und Spritze auf Nimmerwiedersehen entlassen werden darf. Auch der insulinbehandelte Diabetiker muß dauernd überwacht und von Fall zu Fall instruiert werden.

Indikationen und Kontraindikationen der Insulinbehandlung.

Die ideale Indikationsstellung würde sich auf nahezu sämtliche Diabetiker, von den leichtesten bis zu den schwersten erstrecken. So wie die Dinge aber stehen, müssen wir uns zumeist auf die Fälle dringenderer Notwendigkeit beschränken. Solche sind in erster Linie das drohende und das bereits ausgebrochene Koma, alle ernsteren Komplikationen des Diabetes, insbesondere solche allgemein oder lokal infektiöser Natur (Tuberkulose, Angina, Grippe, Furunkeln, Zahninfektionen usw.), mögen sie an sich auch noch so geringfügig und harmlos erscheinen, Traumen, lokale Zirkulationsstörungen an den Extremitäten, bevorstehende operative Eingriffe welcher Art immer (Kataraktoperation, Zahnextraktion usw.), Neuritiden, Schwangerschaft, endlich solche schwerere Fälle, in denen durch diätetische Maßnahmen allein keine wesentliche Besserung des objektiven Zustandes zu erreichen ist oder gar die Verschlechterung fortschreitet. — Wo infolge sklerotischer Nierenabdichtung zwar keine Glykosurie besteht, aber andere Anzeichen der diabetischen Stoffwechselstörung vorhanden sind (Blutzuckerkontrolle!), ist die Anwendung von Insulin nicht minder notwendig, wenn sich irgendwelche Komplikationen einstellen.

Besondere Vorsicht, nötigenfalls zeitweiliger oder endgültiger Verzicht auf die Insulinanwendung ist bei diabetischer Retinitis und in den seltenen Fällen von durch Insulin hervorgerufenen Netzhautblutungen angebracht. — Bei schwer arteriosklerotischen und bei kardial dekompensierten älteren Patienten ist die Gefahr weiterer Kreislaufschädigung und sogar plötzlichen Todes durch die geringste Überdosierung so groß, daß von einer hausärztlichen Insulinbehandlung, die keine ständige Überwachung gestattet, eher abgeraten werden muß. Ähnliches gilt von den seltenen sogenannten insulinrefraktären Fällen, die auch auf enorme Dosen wenig oder gar nicht reagieren und bei welchen die Geldausgaben für große

Mengen von Insulin in keinem Verhältnis zu dem erreichten Effekt stehen.

Streng kontraindiziert ist Insulin bei dem begründeten Verdacht auf unmittelbar vorhergegangene Überdosierung (siehe Seite 43 und folgenden Abschnitt).

Hypoglykämischer Symptomenkomplex und Insulinödem.

Überdosierungen des Insulins kommen meistens dadurch zustande, daß die nach der Injektion verabreichten Kohlehydrate entweder nicht in entsprechender Menge oder zu spät aufgenommen werden, wodurch unverhältnismäßig tiefe Abstürze des Blutzuckers eintreten. Zwischen Insulininjektion und Nahrungsaufnahme soll nicht mehr als höchstens eine halbe Stunde verstreichen.

Anzeichen der Überdosierung stellen sich frühestens eine halbe Stunde, mitunter aber auch mehrere Stunden nach der Insulinzufuhr ein. Sie bestehen in milderen Fällen in Schweißausbrüchen, Zittern, Schwächegefühl, Müdigkeit, Doppeltsehen, Schwindel, plötzlich eintretendem hochgradigem Hungergefühl, Parästhesien, Übelkeit. Wird nicht sofort interveniert, so können sich Verwirrtheitszustände, Aphasie, selbst schwere Tobsuchtsanfälle, Paresen, klonische Krämpfe, komaähnliche Bewußtlosigkeitszustände (siehe Seite 43) einstellen, unter besonders ungünstigen Umständen mit tödlichem Ausgang. Der Beginn der Anfälle kann ein allmählicher oder aber auch ein ganz plötzlicher sein.

Im allgemeinen gelingt es leicht und sicher, die Überdosierungserscheinungen durch Zuckerzufuhr rasch zu beseitigen. 3 bis 6 Stück Würfelzucker, ein Glas Limonade mit einer entsprechenden Zuckermenge zubereitet, eine halbe Semmel oder etwas Brot und ruhige Horizontallage genügen meistens zur Kupierung leichterer Erscheinungen, die der Patient bald rechtzeitig zu erkennen lernt. Bei Bewußtlosigkeit oder Krämpfen empfehlen sich Zuckereinläufe oder intravenöse Traubenzuckerinfusionen (30- bis 40%ige Traubenzuckerlösungen), wobei mindestens 20 bis 40 Kubikzentimeter zugeführt werden sollen. Tritt nicht bald — etwa nach 15 bis 20 Minuten — sichtliche Erholung ein, so ist die Zuckerzufuhr zu wiederholen, bei niedrigem Blutdruck unterstützt durch ½ bis 1 Milligramm Adrenalin subkutan. Erscheinungen der Kreislaufschwäche erfordern Anwendung von Herz- und Gefäßmitteln. Bei älteren Personen können Hypoglykämieanfälle zu schwerer Herzdekompensation führen. Auch wochenlang bestehende Aphasie und Amnesie wurden beobachtet. Jeder insulinbehandelte Patient muß deshalb stets einige Stücke Würfelzucker oder etwas Brot und vorsichtsweise eine Karte mit dem Hinweis auf die Notwendigkeit, ihm im Falle der Bewußtlosigkeit oder Verwirrtheit Zucker zur Behebung der Hypoglykämie zu verabreichen, bei sich tragen, um für alle Fälle gerüstet zu sein. Bei zweckentsprechender Dosierung und intaktem Gefäßsystem sind ernstere Zwischenfälle ausgeschlossen.

Nicht selten kommt es während der Insulinbehandlung abgemagerter Diabetiker zur raschen Entwicklung mehr oder weniger hochgradiger Ödeme am ganzen Körper und zu trügerischen Gewichtszunahmen. Durch mehrtägigen Kochsalzentzug und Anwendung der üblichen Diuretika kann der durch Insulin verursachten Wasserretention entgegengewirkt werden.

Behandlung des diabetischen Komas.

Eine voll wirksame Behandlung des Koma diabeticum ist einzig und allein unter Anwendung von Insulin möglich. Weder beim drohenden, noch beim ausgebrochenen Koma darf Zeit verloren werden. Zur Verhinderung von Insulinüberdosierung und zwecks Einschränkung der Ketonkörperbildung wird gleichzeitig Zucker verabreicht (als Tropfklysma, als intravenöse Infusion, wenn möglich auch per os als Limonade u. dgl.), und zwar zu jeder Einheit Insulin 1 bis 1½ Gramm Zucker. Das Insulin wird in etwa dreistündigen Intervallen in Einzeldosen so über den ersten Tag verteilt, daß man mit sehr großen Dosen beginnt (etwa 40 bis 60 Einheiten gleichzeitig mit etwa 40 bis 100 Gramm Zucker) und weiterhin je nach dem Erfolg eine Gesamttagesmenge von 120 bis 300 Einheiten (plus entsprechenden Zuckermengen), nötigenfalls aber auch mehr, zuführt. Erwachen und Erholung der Patienten treten oft verblüffend rasch ein, doch darf eine genaue Überwachung des Kranken und Kontrolle des Harnes auf Zucker und Ketonkörper nicht unterlassen werden, einerseits, um Rückfälle, anderseits, um das Eintreten einer Insulinhypoglykämie zu verhüten, welche letztere bei etwaigem Zuckerfreiwerden des Harnes zu gewärtigen ist. Nötigenfalls ist der Harn mittels Dauerkatheters zu entleeren.

Tritt innerhalb 12 Stunden keine sehr wesentliche Besserung des Befindens ein, so kann nochmals ein „Insulinstoß" mit einer größeren Dosis von etwa 100 Einheiten (plus Zucker) versucht werden.

Von den veralteten Hilfsmitteln der Vorinsulinzeit haben nur wenige eine gewisse Bedeutung behalten. Der Kranke muß natürlich zu Bett gebracht und warm gehalten werden; reichliche Flüssigkeitsmengen (schwarzer Kaffee und Limonade, siehe oben) sind zu empfehlen, ferner Natrium bicarbonicum (auch in großen Mengen bis zu 100 Gramm per os über den Tag verteilt) bei hartnäckiger Ketonurie. — Herzmittel (Cardiazol, Coffein, Digitalis usw.) werden oft am Platz, mitunter sogar dringend notwendig sein, da das Zirkulationssystem im Koma in erster Linie gefährdet ist.

In den dem Koma folgenden Tagen muß noch weiter reichlich Insulin und viel Kohlehydrat gegeben werden, etwa in Form der schon besprochenen Kohlehydrattage mit nicht allzuviel Fett (Hafer, Kartoffeln, Reis usw.) und viel Gemüse, dabei 80 bis 150 Einheiten Insulin pro Tag bis zur Ketonfreiheit des Harnes.

Lassen sich etwa irgendwelche Infekte, Verdauungsstörungen oder äußere Faktoren als auslösende Momente des Komas nachweisen, so muß hier, soweit es möglich ist, rasch und energisch Abhilfe geschaffen werden.

Spezielle Insulinbehandlung des Diabetes.

Hat man sich zum Beginn einer fortlaufenden Insulinbehandlung entschlossen, so handelt es sich zunächst darum, die erforderliche Insulinmenge festzustellen, die für den jeweiligen Zweck in Betracht kommt. Unterernährte Kranke wird man zweckmäßig zumindest bis zur Erreichung ihres Normalgewichtes (Täuschung durch Wasserretention berücksichtigen!) relativ reichlich mit Kohlehydraten und dementsprechend auch mit größeren Insulindosen mästen. Im übrigen genügt die zur Aufrechterhaltung von Gewichtskonstanz erforderliche Menge.

Wichtig ist das regelmäßige Einhalten einer bestimmten zeitlichen und qualitativ-quantitativen Einteilung der Mahlzeiten, um die Insulinwirkung rationell auszunützen. — Da unter allen Umständen eine Hebung der Toleranz zumindest versucht werden soll, ist es vorteilhaft, die Zufuhr von Fett, welches erfahrungsgemäß die Toleranz auf die Dauer ungünstig beeinflußt, stark zu reduzieren, was man sich bei Insulinanwendung erlauben kann, da sich hier der Kalorienbedarf durch Kohlehydrate und Eiweiß leichter decken läßt.

Bei leichteren und mittelschweren Fällen verabreicht man im Beginn zur Orientierung eine Grundkost, welche pro Kilogramm Körpergewicht etwa 1 bis 1½ Gramm Eiweiß enthält (rohes Fleisch enthält zirka 1 Gramm Eiweiß in 5 Gramm; ein Hühnerei enthält 6 bis 7 Gramm Eiweiß), ferner beliebige Mengen Gemüse, sehr wenig Fett (20 bis 40 Gramm, nur bei unterernährten Patienten mehr), dazu einen Weißbrotwert von 100 Gramm (also z. B. 2½ Semmeln oder 2 Semmeln und ¼ Liter Milch u. dgl.; siehe die Weißbrotäquivalente Seite 45). Die Kohlehydrate werden auf die den 2 bis 3 täglichen Insulininjektionen folgenden Mahlzeiten (Frühstück, Mittag- und Abendessen) verteilt und die Insulindosen in einer gewissen annähernden Proportion zum Kohlehydratwert der einzelnen Mahlzeiten gewählt, also z. B. Frühstück: 10 Einheiten Insulin, 40 Gramm Weißbrot oder Äquivalent; Mittag: 5 Einheiten Insulin, 20 Gramm Weißbrot oder Äquivalent; Abendessen: 10 Einheiten Insulin, 40 Gramm Weißbrot oder Äquivalent. Dies würde für eine Insulin-Weißbrot-Relation 1 : 4 gelten, wie sie bei leichteren Fällen in Betracht kommt und zur Entzuckerung ausreicht. Doch kann von einer allgemeinen Gültigkeit dieses ganz willkürlich gewählten Beispieles natürlich keine Rede sein. Das Verhältnis Insulin-Kohlehydrat muß unbedingt in jedem Falle individuell empirisch bestimmt werden, da Variationen bis weit über 500% vorkommen. Genügt die in obigem Beispiel angeführte Dosierung nicht, um Zuckerfreiheit zu erzielen, so steigert man sie vorsichtig (etwa um 5 bis 10 Einheiten pro dosi), bis der gesamte Tagesharn zuckerfrei ist. Noch besser (besonders bei schwereren Fällen) ist es, den Harn in mehrere einzeln zu untersuchende Portionen abzugrenzen, so zwar, daß vor jeder Injektion Harn gelassen wird und die Harnmengen von Injektion zu Injektion gesammelt und untersucht werden, um ein Bild der Wirksamkeit jeder einzelnen Insulingabe zu erhalten und die Dosierung darnach einzurichten. In leichteren Fällen genügen unter Umständen zwei Injektionen pro Tag (morgens und gegen Abend). Täglich nur einmalige Injektionen haben dagegen wenig Zweck.

Die oben angegebene Anfangskostform ist, auch wenn mittels Insulins voll ausgenützt, auf die Dauer kalorisch unzureichend und muß deshalb ergänzt werden. Dies geschieht am besten durch Eiweiß (Fleisch, Magerkäse, Eier; siehe Grundkost Seite 45), welches den Insulinbedarf nicht sehr wesentlich steigert, oder durch Kohlehydrate (Äquivalente, siehe Seite 45). Steigt man mit den Kohlehydraten (etwa bis auf 300 Gramm pro Tag), so muß die Insulinzufuhr natürlich entsprechend erhöht werden und man kann so zu einer der Toleranzsteigerung förderlichen kohlehydratreichen Diät plus Insulin gelangen, die insbesondere bei unterernährten Personen angebracht ist. Hiezu werden aber freilich recht große Insulinmengen benötigt (manchmal bis über 100 Einheiten täglich). Wo diese der Kosten wegen nicht verfügbar sind, bleibt nichts anderes übrig, als den Kalorienbedarf durch Fett zu decken, was allerdings gewisse Nachteile für die Toleranz mit sich bringt. Weniger als 100 Gramm Weißbrotäquivalent pro Tag sollten bei leichteren Fällen mit Insulin keinesfalls gegeben werden.

In schweren Fällen wird man zur Assimilation auch dieser

relativ geringen Kohlehydratmenge große Insulindosen brauchen; ja, es wird möglicherweise überhaupt nicht gelingen, Zuckerfreiheit zu erzielen. In solchen Fällen wird sich — abgesehen von einer radikalen Einschränkung der Kohlehydrate bis unter 50 Gramm Weißbrotäquivalent — ähnlich wie bei der reinen Diätbehandlung die Einschiebung von Hunger- und Gemüsetagen ein- bis zweimal wöchentlich empfehlen. An solchen Tagen gibt man kein Insulin oder nur relativ kleine Insulindosen (etwa dreimal 6 bis 15 Einheiten) je nach dem Grad der Zuckerausscheidung und Ketonurie.

Der Eintritt einer etwaigen Toleranzsteigerung wird sich bei dauernder Zuckerausscheidung durch deren Abnahme oder Verschwinden, bei Zuckerfreiheit durch das Eintreten hypoglykämischer Erscheinungen nach sonst anstandslos vertragenen Dosen ankündigen, die dementsprechend sukzessive abgebaut werden können und sollen. Umgekehrt muß natürlich bei etwa abnehmender Toleranz die Insulindosis erhöht werden.

In manchen Fällen liegen die therapeutische und die toxische Dosis dicht beieinander, d. h. man muß zwischen Hypoglykämie und Glykosurie vorsichtig balancieren, wobei zuweilen der Verzicht auf völlige Zuckerfreiheit den Unannehmlichkeiten wiederholter Hypoglykämien vorzuziehen ist.

Dringend zu warnen ist vor jedem plötzlichen Abbrechen der Insulinbehandlung. Diese soll, wenn es notwendig ist, graduell, unter entsprechender Reduktion etwaiger Luxus-Kohlehydratmengen eingestellt werden.

Die Durchführung periodischer kurzer Insulinkuren gibt nur selten und nur in ganz leichten Fällen befriedigende Dauerresultate.

Besondere Bedingungen gelten für den Fall außerordentlicher Komplikationen, mögen sie nun direkte Diabetesfolgen sein, wie z. B. Gangrän der Zehen, Katarakt mit Operationsnotwendigkeit usw., oder ganz unabhängig vom Diabetes: Traumen, chirurgische Eingriffe, interkurrente Infektionen usw. — In allen solchen Fällen wird man sich unbedingt bemühen, die Zuckerausscheidung oder Hyperglykämie (Blutzuckerkontrolle zweckmäßig!) und Ketonurie ohne allzu rigorose Kohlehydrateinschränkung, also mittels energischer Insulinisierung möglichst vollständig niederzuhalten und etwaige plötzliche Toleranzverminderungen durch mehr Insulin sofort auszugleichen. Insbesondere Infektionen und Fieber führen oft zu schweren Zusammenbrüchen der Toleranz und machen deshalb ungewöhnlich hohe — unter Umständen bis auf das Zehnfache steigende — Insulindosen erforderlich. Bei der häufigen und sehr gefährlichen Kombination des Diabetes mit Lungentuberkulose bewähren sich Insulin-Kohlehydrat-Luxuskuren oft ausgezeichnet in der Bekämpfung beider Krankheiten.

Für den Kinderdiabetes, der durch die Einführung des Insulins seine unmittelbaren Gefahren zum Teil verloren hat, gelten im großen und ganzen die gleichen Grundsätze wie für die Insulinbehandlung des Erwachsenen. Schwierigkeiten ergeben sich hier allerdings relativ häufig aus der bei Kindern bestehenden Neigung zu hypoglykämischen Erscheinungen, derentwegen nicht selten auf eine vollständige Entzuckerung des Harnes verzichtet werden muß. Bei vorhandenen Infekten bewähren sich im Kindesalter Unterernährungskuren mit Obst- und Zerealienzulagen. Insulin — in vorsichtiger Dosierung — kann hiebei nie entbehrt werden. Überhaupt gilt der Grundsatz, daß schwerere Fälle unbedingt für einige Zeit in spezialistische Anstaltsbehandlung zwecks Einstellung der Therapie abgegeben werden sollten, für Kinder ganz besonders.

Überfunktion der Pankreasinseln.

Überfunktionszustände des Inselapparates können sich in zweierlei Erscheinungsformen äußern, je nachdem ob es sich um periodische Ausschüttungen abnorm großer Insulinmengen in den Kreislauf handelt oder aber um eine dauernde, sich in mäßigen Grenzen haltende Hypersekretion.

Fälle akuter Insulinhypersekretion kommen recht selten vor und sind gewöhnlich an das Vorhandensein neoplastischer Vermehrungen des Inselgewebes („Insulome" im Pankreas und auch metastatisch in der Leber usw.) gebunden. Abgesehen von den nicht immer klinisch nachweisbaren lokalen Symptomen eines Tumors klagen solche Patienten über anfallsweise Schwächezustände, Zittern, Schweißausbrüche, plötzlichen Heißhunger, mitunter kommt es sogar zur Bewußtlosigkeit, kurz es handelt sich um die gleichen Erscheinungen wie wir sie schon bei der künstlichen Insulinintoxikation (Seite 50) kennengelernt haben. (Ähnliche Zustände wurden übrigens auch mit hypophysären Störungen in Zusammenhang gebracht). Rasche Zufuhr von Kohlehydraten (Zucker, Brot) bringt meistens promptes Nachlassen der Beschwerden mit sich, was allein schon einen diagnostischen Hinweis gibt. Doch läßt sich die Diagnose eindeutig nur mit Hilfe der Blutzuckeruntersuchung feststellen (spontanes Absinken des Blutzuckers zu abnorm tiefen Werten, z. B. 40 mg%). Jedenfalls sollten solche Patienten immer einen Kohlehydratvorrat bei sich tragen, um nicht wehrlos ihren Anfällen ausgeliefert zu sein. Operative oder Röntgenbehandlung kann vielleicht in Betracht gezogen werden.

Bei der anderen Form chronischer Inselüberfunktion handelt es sich nicht um akute stürmische Insulinstöße, sondern um Zustände einer konstitutionellen Überaktivität an sich mehr oder weniger normal erscheinender Bauchspeicheldrüsen, vielleicht auch um ein von der Norm abweichendes Ansprechen der stoffwechselaktiven Gewebe. Das einzige klinisch erkennbare Symptom besteht in einer allgemeinen, nicht durch deutliche hypothyreotische, hypophysäre oder zerebrale Begleiterscheinungen ausgezeichneten Fettleibigkeit, welche auf die fettsparende und fettretinierende Wirkung des Insulins zurückzuführen, aber freilich kaum jemals mit Sicherheit von anderen Fettsuchttypen abzugrenzen ist. Da wir eine spezifische antiinsuläre Therapie nicht kennen, gelten hier die gleichen Grundsätze der unspezifischen Entfettungsbehandlung, wie wir sie an anderer Stelle (Seite 70) besprechen werden.

Erkrankungen der Hypophyse.

Der Begriff „Hypophyse" umfaßt einen Komplex topisch eng verbundener und teilweise zusammenarbeitender, aber doch funktionell und auch morphologisch scharf getrennter Gewebsgruppen, die eine Anzahl von sehr verschiedenen Hormonen produzieren.

Der drüsig gebaute, in den Blutkreislauf sezernierende Vorderlappen der Hypophyse befördert einerseits das Knochen- und Gewebswachstum, anderseits die Reifung der kindlichen und den Funktionsablauf der vollentwickelten Keimdrüsen. Abgesehen von seiner eigenen mächtigen Regulationstätigkeit ist der Vorderlappen aber umgekehrt auch sozusagen von seinen Untertanen, den Keimdrüsen, abhängig und richtet sich in Aufbau und eigener Funktion nach deren zum Teil von ihm selbst veranlaßten Veränderungen insoferne, als mit Steigerung der Sekretion der Keimdrüsen seine Tätigkeit abnimmt und umgekehrt. In der Schwangerschaft treten im Vorderlappen die sogenannten Schwangerschaftszellen auf. Ob das während der Gravidität im Blut zirkulierende „Vorderlappenhormon" wirklich aus der Hypophyse stammt und nicht vielmehr aus der Plazenta und Dezidua, ist eine noch strittige Frage. Nach Ausfall der Keimdrüsen vermehren sich die sexualhormonproduzierenden Elemente der Hypophyse und es kommt zu bedeutenden Steigerungen der Sekretion dieser Hormone. Auch in die Sekretionstätigkeit der Schilddrüse, in die Ketonkörperbildung und in den Gesamtenergieumsatz greift der Vorderlappen auf hormonalem Wege ein.

Ganz anders geartet ist der Hinterlappen der Hypophyse. Er zeigt keine drüsige Struktur, sondern ist aus nervösen Elementen aufgebaut und der Hirnbasis durch den Hypophysenstiel, das Infundibulum hypophyseos, unmittelbar angegliedert. Sein Inkret (vielfach als Pituitrin bezeichnet) wandert durch die Saftspalten des Hinterlappens und des Infundibulums direkt ins Gewebe der Zwischenhirnbasis, in das an vegetativen Zentren reiche Tuber cinereum und in den Hypothalamus. Unter besonderen Umständen, wenn die Hypophyse zerstört oder ihre Verbindung mit dem Zwischenhirn unterbrochen ist, scheint im Tuber cinereum selbst ersatzweise das Hormon gebildet zu werden. Es beeinflußt durch verschiedene isolierbare Fraktionen den Wasserhaushalt, den Fettstoffwechsel und den Tonus der glatten Muskulatur (Uterus, Darm, Blutgefäße).

Entsprechend seinem eigentümlichen Sekretionsmodus entfaltet der Hypophysenhinterlappen seine den Stoffwechsel betreffenden Fernwirkungen im allgemeinen nicht auf dem Blutwege, sondern durch Vermittlung vegetativ nervöser Zentren des Zwischenhirnes, welche durch sein Hormon tonisiert und in einem gewissen Aktivitätszustand gehalten werden, wobei übrigens auch umgekehrt ein Einfluß des Zentralnervensystems auf die Sektretionstätigkeit des Hypophysenhinterlappens besteht. Man spricht deshalb von einem funktionellen Hypophysen-Zwischenhirn-System. Das Verhältnis des Hypophysenhinterlappens und seines Inkretes zum Zentralnervensystem ist sowohl entwicklungsgeschichtlich als funktionell ganz analog dem des Nebennierenmarkes und Adrenalins zum sympathischen Nervensystem: gemeinsame ektodermale Abstammung, gegenseitige funktionelle Abhängigkeit.

Das hauptsächlich im Hypophysenzwischenlappen (der beim Menschen nur rudimentär entwickelt ist) gebildete und sowohl in den anderen Hypophysenanteilen als in den Wänden des III. Hirnventrikels angesammelte „Intermedin" scheint für den Pigmentstoffwechsel von Bedeutung zu sein. Es wird nach einer bestimmten Pigmentreaktion an Fischen (an Elritzen) ausgewertet.

Die Hormone des Hypophysenvorderlappens.

Nach der spezifischen Wirkung unterscheidet man mehrere Hormone des Hypophysenvorderlappens, die allerdings bisher weder chemisch identifiziert, noch auch völlig rein dargestellt werden konnten. Eines davon spielt eine ausschlaggebende Rolle im Skelett- und Weichteilwachstum, andere wirken auf die Schilddrüsensekretion anregend, den Gesamtumsatz herabsetzend, die spezifisch dynamische Nahrungswirkung steigernd, die Ketonkörperbildung anregend. Mittels des Wachstumshormones läßt sich im Tierversuch Riesenwuchs erzeugen. Dieses Hormon sowie die stoffwechselwirksamen Hormone sind in verschiedenen Präparaten aus der Trocken-substanz des Vorderlappens (Vorderlappentabletten) und in daraus hergestellten Extrakten enthalten (Präphyson, Pregnon, Präpitan ex glandula usw.). Genaue Standardisierungsverfahren existieren noch nicht.

Besonders wichtig sind die auf die Geschlechtsorgane mächtig einwirkenden, an sich geschlechtsunspezifischen Sexualhormone des Hypophysenvorderlappens. Sie bewirken eine gesteigerte Tätigkeit sowohl der männlichen als der weiblichen Keimdrüsen. Während der Schwangerschaft kreisen sie in enorm vermehrter Menge im Blut und gelangen auch im Harn zur Ausscheidung, doch scheint es, daß die Hauptmenge dieser „Vorderlappenhormone" gar nicht aus der Hypophyse, sondern aus der Plazenta und Dezidua stammt.

Da die Ausscheidung im Harn bereits kurze Zeit nach der Konzep-tion (zirka 14 Tage nach dem Ausbleiben der Menses) beginnt, dient ihr Nachweis als außerordentlich verläßliches (zirka 98%) Schwanger-schaftsdiagnostikum. Es genügt die Einsendung einer Probe von etwa 10 Kubikzentimetern spontan gelassenen Morgenharnes an eines der Laboratorien, die mit der Methodik vertraut sind. Als Konservierungs-mittel ist vor dem Versand reiner Schwefeläther in der Menge von etwa einem Drittel des Harnvolumens zuzusetzen. — Die Reaktion beruht darauf, daß bei infantilen weiblichen Mäusen nach Injektion von Schwangerenharn innerhalb 90 bis 100 Stunden charakteristische Veränderungen am Vaginalepithel und an den Ovarien auftreten, welche letztere in vorzeitiger Follikelreifung, Ovulation, Bildung von Gelbkörpern und Blutungen in die Follikel bestehen.

Diese durch das **Follikelreifungshormon (auch Prolan A genannt)** und durch das **luteinisierende Hormon (Prolan B)** des Vorderlappens hervorgerufenen Veränderungen werden auch zur biologischen Auswertung der Vorderlappenpräparate an Nagetieren verwendet. Als Ratteneinheit bezeichnet man die geringste Menge, welche auf 6 Dosen innerhalb $2\frac{1}{2}$ Tagen verteilt die oben erwähnten Effekte an den Genitalorganen der Ratte hervorruft.

Der besseren Haltbarkeit wegen werden die meisten Sexual-hormone enthaltenden Präparate (Prolan, Präpitan, Horpan usw.) für Injektionszwecke in Pulverform unter separierter Beigabe der Injektionsflüssigkeit in den Handel gebracht. Zur oralen Verab-reichung sind größere Dosen erforderlich. Die aus dem Harn her-gestellten Präparate enthalten verhältnismäßig viel von dem prak-tisch weniger wichtigen luteinisierenden Hormon, dagegen wenig Follikelhormon. Im allgemeinen sind deshalb die aus Drüsengewebe stammenden Präparate vorzuziehen.

Bei tiefer intramuskulärer Injektion, eventuell mit Zusatz von

Novokain, verursachen die Vorderlappenpräparate nur ausnahmsweise geringe Schmerzen und gelegentlich leichte Temperatursteigerungen.

Für die Dosierung der Sexualhormone lassen sich noch keine exakten Normen angeben, doch empfiehlt es sich, Serien von täglich etwa 100 Ratteneinheiten (entspricht 20 Mäuseeinheiten) durch eine bis zwei Wochen zu geben oder täglich 2 bis 3 Tabletten zu 200 Ratteneinheiten und dann nötigenfalls nach ebensolangen Pausen die Serien zu wiederholen, falls sich nicht inzwischen der erwünschte Erfolg eingestellt hat.

Die Hormone des Hypophysenhinterlappens.

Die aus dem Hypophysenhinterlappen gewonnenen Extrakte lassen sich in verschieden wirksame Fraktionen zerlegen, die voneinander weitgehend isolierbar sind. Die eine davon (Orasthin, Oxytocin) wirkt auf den Uterus kontrahierend, eine andere (Tonephin, Vasopressin) steigert den Blutdruck, tonisiert die glatte Muskulatur der Blase, des Darmes und der Gallenblase (letzteres auf dem Umweg über das Zentralnervensystem) und hemmt die Wasserausscheidung durch die Niere bei gleichzeitiger Konzentrationssteigerung des Harnes. Eine dritte Fraktion greift über ein im Zwischenhirn gelegenes Zentrum (Tuber cinereum) in den Fettstoffwechsel ein im Sinne einer Absorption und Zerstörung von im Blut zirkulierendem Fett durch die Leber. — Das Pigmenthormon „Intermedin" findet sich ebenfalls reichlich im Hinterlappen.

Die Handelspräparate (Pituitrin, Pituisan, Pituigan, Pituglandol, Glanduitrin usw.) enthalten zumeist alle eben genannten Wirkstoffe gemeinsam. Sie enthalten im Kubikzentimeter 2 bis 10 internationale Einheiten (siehe unten). Bezüglich der Indikationsgebiete in Geburtshilfe, innerer Medizin und Chirurgie siehe Seite 96.

Die Hinterlappenpräparate werden meistens subkutan verabreicht. Bei der Anwendung derjenigen von ihnen, welche die vasopressorische Komponente enthalten, stellt sich gewöhnlich innerhalb 10 bis 20 Minuten eine auffallende Blässe der Haut ein (Kapillarkontraktion) die aber völlig harmlos ist und bald wieder verschwindet; gleichzeitig kommt es häufig zu ein- oder mehrmaliger Stuhlentleerung infolge Anregung der Darmperistaltik und manchmal zu mehrstündiger Anurie. — Die intravenöse Anwendung kommt seltener in Betracht, allenfalls in Form von Infusionen zusammen mit Traubenzuckerlösungen, wobei Atmung und Kreislauf genau kontrolliert werden müssen. — Gelegentlich werden auch Suppositorien benützt, sowie die intranasale Applikation von Trockenpulver (Seite 72). — Je nach der beabsichtigten Wirkung verwendet man entweder die gewöhnlichen Gesamtextrakte (Pituitrin usw.) oder eine der isolierten Einzelkomponenten.

Die internationalen Einheiten basieren nach einem Beschluß des Völkerbundes auf der Einwirkung des Extraktes von 0,5 Milligramm eines bestimmten Hinterlappentrockenpulvers auf den virginellen Meerschweinchenuterus. Sie entsprechen ungefähr den sogenannten Voegtlin-Einheiten und gelten sowohl für die Gesamtextrakte als für die uteruswirksame Komponente. Die vasopressorische und diuresehemmende Komponente wird — ebenfalls unter Beziehung auf das Standard-Trockenpulver nach der Blutdruckwirkung an der Katze und nach der antidiuretischen Wirkung am Hunde ausgewertet.

Unterfunktionszustände des Hypophysenvorderlappens.

Je nachdem, ob die Funktion des ganzen Vorderlappens durch gewebszerstörende Veränderungen mehr oder weniger ausgeschaltet oder infolge unvollkommener Entwicklung usw. bloß eingeschränkt ist, ergeben sich sehr verschiedene Krankheitsbilder.

Hypophysäre (Simmonds'sche) Kachexie.

Die im folgenden zu besprechenden Krankheitserscheinungen entwickeln sich in einem Tempo, das sich über wenige Wochen bis zu mehreren Jahren erstrecken kann.

Als ursächliche Prozesse kommen Embolien, Abszesse, Blutungen, Gummen, Tuberkulose, Tumoren der Hypophyse selbst oder solche ihrer nächsten Umgebung, verhältnismäßig häufig auch Schwangerschaft, in Betracht. Die hervorstechendsten Erscheinungen sind allgemeine Mattigkeit und Hinfälligkeit, Kollapszustände, hochgradige Gewichtsabnahme mit oft so exzessivem Fettschwund, daß die Kranken wie Skelette aussehen; völliges Erlöschen der Geschlechtsfunktionen. Meistens zeigen in vorgeschrittenen Stadien auch die Haut und ihre Anhangsgebilde charakteristische Veränderungen: Ausfall der Körperbehaarung, frühzeitiges Ergrauen des Kopfhaares, Trockenheit, Faltigkeit und Atrophie der Haut, zuweilen mit einer dunklen bräunlich-fahlen Verfärbung. Dazu kommen Schlafsucht, mürrisches Wesen, mitunter Verwirrtheitszustände, niedrige Körpertemperaturen und niedriger Blutdruck, Zahnausfall, verschiedenartige Gastrointestinalbeschwerden. Der Grundumsatz ist normal oder herabgesetzt.

Differentialdiagnostisch kommen außer Kachexien bei malignen Tumoren vor allem die Addisonsche Krankheit (siehe Seite 29) und gewisse pluriglanduläre Störungen in Frage. Die Abgrenzung vom Addison ist durch das Fehlen der für diesen charakteristischen Pigmentfärbung und besonders der Schleimhautpigmentflecken erleichtert. Bei pluriglandulären Insuffizienzen (siehe Seite 91) kommen oft noch andere Symptome (Myxödem, Zuckerausscheidung, tetanieartige Zustände usw.) hinzu. Am leichtesten ist die Diagnose dann zu stellen, wenn röntgenologisch oder ophthalmoskopisch ein Hypophysentumor nachgewiesen werden kann (siehe Seite 64 und Seite 67). Frauen sind häufiger betroffen als Männer. Meistens handelt es sich um Erwachsene, doch sind auch schon infantile Fälle beobachtet worden.

Die Prognose ist im allgemeinen sehr ungünstig. Besteht bei dem Kranken eine Lues, so sollte eine energische antiluetische Kur unter allen Umständen versucht werden, da in solchen Fällen eine Ausheilung manchmal doch noch möglich ist. Vernarbende Abszesse der Hypophyse u. dgl. können zu jahrelang stationären Zuständen führen. Der Versuch einer energischen Behandlung mit möglichst alle Einzelhormone enthaltenden Vorderlappenpräparaten sollte in keinem halbwegs gesicherten Fall verabsäumt werden. Daneben kann man Insulin in mäßigen Dosen (zwei- bis dreimal täglich 10 bis 20 Einheiten, Achtung auf Hypoglykämie!) kombiniert mit möglichst kohlehydratreicher Nahrung zur Bekämpfung der Gewichtsverluste geben. Von etwaiger Röntgenbestrahlung eines nachgewiesenen Hypophysentumors ist eher abzuraten, da hiebei die Gefahr einer weiteren Zerstörung der letzten Reste funktionierenden Drüsenparenchyms bestünde.

Hypophysärer Zwergwuchs.

Ein hypophysär bedingter Zwergwuchs kann nur dann zustande kommen, wenn vor Abschluß des Längenwachstums, also in der Kindheit, die Sekretion des Vorderlappen-Wachstumshormons eine Störung erfährt. Auch hier kommen schädigende Momente verschiedenster Art in Betracht. Der Unterschied gegenüber der infantilen hypophysären Kachexie liegt hauptsächlich darin, daß es sich um weniger schwere Zerstörungen des Vorderlappens handelt und infolgedessen die Allgemeinschädigungen des Organismus ausbleiben. Kombinationsformen (Kachexie bei Zwergen) kommen allerdings gelegentlich vor. Gewöhnlich bleibt es nicht bei einer reinen Hemmung des Wachstums infolge eines Minus an Wachstumshormon, sondern es stellen sich gleichzeitig Ausfallserscheinungen auch anderer Hypophysenfunktionen ein. Vor allem liegt die geschlechtliche Entwicklung meistens darnieder. Extreme Kleinheit der Genitalorgane, Kryptorchismus, Fehlen der Körperbehaarung, mangelnde Libido, Impotenz, Amenorrhoe, weiblicher Typus der Fettverteilung bei männlichen Individuen (Gynäkomastie) sind in der Regel vorhanden. Die Haut ist meistens blaß, etwas pastös, dabei aber an gewissen Stellen, z. B. um Augen, Mund und Ohren, fein gefältelt und runzelig wie bei Greisen („Geroderma"); die Stimme ist auch bei erwachsenen männlichen Individuen meistens hoch. Je nach dem Grad der Mitschädigung der den Fettstoffwechsel beeinflussenden Hypophysenanteile und der Stoffwechselzentren an der Hirnbasis wird auch eine mehr oder weniger deutliche Fettleibigkeit bestehen. — Wesentliche Intelligenzdefekte sind gewöhnlich nicht vorhanden.

Was die Wachstumsstörung selbst betrifft, so handelt es sich zum Unterschied von der Chondrodystrophie (siehe unten) um einen wohlproportionierten Zwergwuchs des ganzen Skelettes. — Die Röntgenuntersuchung ergibt, abgesehen von etwaigen Tumorsymptomen am knöchernen Schädel, regelmäßig eine verzögerte Epiphysenossifikation an den Röhrenknochen und Offenbleiben oder nur unvollkommenes Verstreichen der Epiphysenfugen, selbst im hohen Alter.

Eine besondere Gruppe stellen jene Fälle dar, bei denen es sich nicht um eine sekundäre Schädigung des Vorderlappens durch Tumoren u. dgl. handelt, sondern um eine angeborene Hypoplasie der gesamten Hypophyse, welche röntgenologisch an den außerordentlich kleinen Dimensionen der Sella turcica (etwa kleinerbsengroß) erkennbar ist und ein reines Bild der Funktionsverminderung fast aller Hypophysenelemente bietet (sog. hypophysäre Ateleiose). Wo ein Behandlungsversuch unternommen werden soll, ist die Anwendung von Vorderlappenpräparaten indiziert, die nicht etwa nur die Sexualhormone enthalten, sondern aus der ganzen Drüse hergestellt sein müssen. Entweder parenteral oder peroral verabreicht, vermögen sie unter Umständen Wachstum und Genitalentwicklung bedeutend zu fördern. Der günstigste Zeitabschnitt für die Behandlung scheint zwischen dem 13. und 18. Lebensjahr zu liegen. Sind die Epiphysenfugen nicht mehr ganz offen, so ist jeder Versuch, das Längenwachstum anzuregen, von vornherein vergeblich. Keimdrüsenpräparate, auch Thyreoidea bei Fettleibigkeit, können nebenbei gegeben werden.

Betreffend den chondrodystrophischen Zwergwuchs, der wahrscheinlich nichts mit der Hypophyse zu tun hat, sei hier nur aus differentialdiagnostischen Gründen bemerkt, daß er sich in äußerst charakteristischer Weise durch ein auffallendes Mißverhältnis zwischen dem annähernd normal großen und normal gebauten Rumpf und den grotesk verkürzten, meistens auch verkrümmten Extremitäten auszeichnet. Der Kopf ist normal groß, die Nasenwurzel oft eingesunken, Behaarung und äußere Genitalien oft auffallend stark entwickelt, Epiphysenfugen vorzeitig verschlossen, Intelligenz nicht selten überdurchschnittlich.

Überfunktionszustände des Hypophysenvorderlappens.

Überfunktionszustände des Vorderlappens der Hypophyse können auf einfachen Hyperplasien beruhen, wie sie sich z. B. in der Schwangerschaft schon physiologischerweise einstellen, oder auf Tumorbildungen spezifisch funktionierenden Gewebes. Während ein reiner hypophysärer Hypergenitalismus durch isolierte Steigerung der Sexualhormonproduktion praktisch kaum je beobachtet wird, kommt es nicht allzu selten zu den sichtbaren Folgen einer vermehrten Bildung von Wachstumshormon, besonders, wenn die eosinophilen Zellen des Vorderlappens entweder gutartig adenomatös oder aber als Adenokarzinom gewuchert sind. Je nach dem Alter, in welchem diese Veränderungen der Hypophyse einsetzen, und entsprechend dem Wachstumsstadium, in welchem sie auf das Skelett einwirken, wird es zu einem der beiden Haupttypen hypophysärer Überfunktion kommen, zum Riesenwuchs oder zur Akromegalie.

Riesenwuchs (Gigantismus).

Das Eintreten eines abnorm raschen und die gewöhnlichen Dimensionen der betreffenden Altersstufe bald überschreitenden Längenwachstums im jugendlichen Alter wird den Verdacht auf das Vorhandensein eines Hypophysentumors erwecken, vor allem dann, wenn sich auch gewisse Abnormitäten der Geschlechtsentwicklung bemerkbar machen, sei es eine sexuelle Frühreife mit ungewöhnlicher Größe der Genitalorgane, sei es — was viel häufiger der Fall ist — ein auffallendes Zurückbleiben der Genitalentwicklung und der sekundären Geschlechtsmerkmale. Überlange Extremitäten, große Füße und Hände, Genua valga oder vara, mitunter eine Kypholordose der Wirbelsäule mit vorhängenden Schultern, plumpe Gesichtszüge geben diesen Kranken ein charakteristisches Aussehen, das häufig dem von eunochoidem Hochwuchs (siehe Seite 80) ähnelt. Therapeutische Maßnahmen können dann dringend werden, wenn sich lokale Tumorsymptome, insbesondere von seiten der Augen bemerkbar machen (siehe unter Akromegalie, Seite 65).

Akromegalie.

Als Akromegalie bezeichnet man die ungemein charakteristischen Folgeerscheinungen der allzu intensiven Einwirkung von Wachstumshormon auf Skelett und Weichteile, die sich besonders dann einstellen, wenn das enchondrale Wachstum bereits beendet ist und sich die Hormonwirkung deshalb gewissermaßen nur mehr in anderer Richtung austoben kann. Ein deutliches Größer- und Plumperwerden der „Akren", der „spitzen" Körperteile, besonders der Füße und der Hände, fällt den Kranken oft zuerst dadurch auf, daß ihnen Schuhe und Handschuhe zu klein werden. Noch charakteristischer und zumeist auf den ersten Blick als krankhaft erkennbar ist die sich bis ins phantastisch Abstoßende steigernde Vergröberung der Gesichtszüge, das Größer- und Breiterwerden von Nase, Ohren, Lippen, vor allem auch des gesamten Unterkiefers, das Vortreten der Superziliarbogen, das Auseinanderrücken der Schneidezähne, die Verdickung der Zunge, die sogar der Sprache etwas Schwerfälliges verleihen kann. Meistens bleibt es nicht bei diesen äußerlich sichtbaren Weichteilveränderungen, sondern es treten auch Vergrößerung des Herzens, des Darmes („Splanchnomegalie") usw. hinzu und am Skelett entwickeln sich durch reichliche appositionelle Verknöcherung ausgedehnte Deformationen: Osteophytenbildung an den Phalangen, Verdickung der Röhrenknochen, der Rippen, Weitung des knöchernen Thorax nach allen Richtungen, Massiverwerden und kyphotische Verkrümmung der Wirbelsäule, oft enorme Verdickung der Schädelknochen mit Ausdehnung der pneumatischen Räume.

Besonders wichtig für die allerdings zumeist ohnehin leicht zu stellende Diagnose ist der röntgenologische Nachweis eines intrasellaren Tumors: Erweiterung der Sella turcica mit deutlicher Exkavation des Sellabodens und der vorderen Sellawand, Verdünnung des Dorsum sellae. Ein Fehlen dieser Veränderungen bei sonst charakteristischem klinischem Bild kann in seltenen Fällen dadurch bedingt sein, daß nicht der Vorderlappen selbst neoplastisch vergrößert ist, sondern versprengtes Vorderlappengewebe, insbesondere in der Keilbeinhöhle. Manchmal wird das Leiden im Anschluß an Schwangerschaften, Strumektomien, Kastrationen und bei anderen Störungen des endokrinen Gleichgewichtes beobachtet.

Die subjektiven Beschwerden der Akromegalen sind verschiedenartige. Im Beginn der Krankheit begleiten rheumatismusartige und neuralgiforme Schmerzen sowie Akroparästhesien die Formveränderungen des Skelettes. Insbesondere über Kopfschmerzen und Schmerzen im Bereiche des Trigeminus wird häufig geklagt. In der Vita sexualis stellen sich beträchtliche Störungen ein, welche zuweilen anfangs mit einer übermäßigen Libido einhergehen. Häufiger sind aber Verlust der Libido und Potenz, sowie Sistieren der Menstruation (doch kommt gewöhnlich keine sichtbare Rückbildung der Geschlechtsmerkmale zustande).

Nicht allzu selten sinkt die bei der Akromegalie oft verminderte Kohlehydrattoleranz so weit, daß es zu den manifesten Erscheinungen eines Diabetes mit seinen verschiedenen subjektiven Beschwerden: Durst, Abmagerung usw. kommt.

Ausgesprochene Fettsucht vom hypophysären Typus (siehe Seite 67) findet sich bei der Akromegalie nur ausnahmsweise.

Häufig stellen sich eigentümliche Veränderungen der Psyche, eine gewisse Teilnahmslosigkeit und geistige Schwerfälligkeit, depressive Stimmungen und Gedächtnisstörungen ein.

Die weitaus ernsteste und dabei leider eine recht häufige Komplikation der Akromegalie sind die Sehstörungen, welche durch Druckwirkung des Hypophysentumors auf das vor und über ihm gelegene Chiasma nervorum opticorum zustande kommen. Druckatrophie der sich in der rückwärtigen Hälfte des Chiasmas kreuzenden Optikusfasern, welche zu den beiderseitigen nasalen Netzhautpartien ziehen, führt zu den charakteristischen Erscheinungen der bitemporalen Hemianopsie. Diese läßt sich in vorgeschrittenen Stadien auch ohne exakte Gesichtsfeldbestimmung einfach dadurch feststellen, daß vom Kranken bei geradeaus gerichtetem Blick Fingerbewegungen noch nicht in der durch ihn gelegt gedachten Transversalebene, sondern erst bei stärkerer Annäherung an die Sehachse erkannt werden. Es ist, als ob der Kranke Scheuklappen trüge und bei weiterem Wachstum des Tumors kann es schließlich zur vollständigen Erblindung kommen.

Der zeitliche Verlauf der Akromegalie kann außerordentlich verschiedenartig sein: rasches Fortschreiten mit den Symptomen der intrakraniellen Drucksteigerung besonders bei malignen Adenokarzinomen (die merkwürdigerweise fast niemals metastasieren) oder langsame Entwicklung mit jahre- oder jahrzehntelangen Stillständen.

Für unser therapeutisches Handeln ist in erster Linie der Augenbefund maßgebend, den man unter allen Umständen von Zeit zu Zeit genau feststellen sollte, um bei nachweisbarer Progredienz rechtzeitige Vorkehrungen treffen zu können. Als konservative Therapie kommen Röntgenbestrahlungen der Hypophysengegend in Betracht, die zwar oft zu vorübergehenden reaktiven Verschlimmerungen (Kopfschmerzen, Erbrechen, Somnolenz, Verschlechterung des Sehvermögens infolge Anschwellung des Tumors) führen, aber in ihrem Endeffekt sehr bedeutende und nachhaltige Besserungen der Sehkraft mit sich bringen können. Besteht keine unmittelbare Bedrohung des Sehnerven, so ist von dem Röntgenverfahren eher abzuraten, da es mitunter doch zu einem, in solchen Fällen besonders unerwünschten „Erwachen" des sonst stationär gewesenen Tumors führen kann. — Versagt die Röntgenbehandlung, so besteht noch die Möglichkeit operativen Vorgehens, das allerdings einen nicht ungefährlichen Eingriff darstellt, wenn auch die Mortalität von den geübtesten europäischen Operateuren auf etwa 9% herabgedrückt werden konnte. Der Hypophysentumor kann entweder transkraniell oder von der Nasenhöhle her angegangen werden. Nach der nasalen Entfernung des Vorderlappentumors oder eines Teiles von ihm, kann mit Vorteil zur Nachbehandlung eine Radiumkapsel in den eröffneten Sinus sphenoidalis eingelegt werden. Unter Umständen wird dieses Kompromißverfahren bei unüberwindlichen Schwierigkeiten operativer Tumorentfernung allein angewendet.

Es muß ausdrücklich betont werden, daß selbst durch eine bezüglich der Sehnervenerhaltung noch so erfolgreiche Operation oder Bestrahlung die eigentlichen Akromegaliesymptome, wenn überhaupt, nur in geringem Maße zum Rückgang gebracht werden können, das heißt, daß der kosmetische Effekt meistens unbefriedigend ist. Im Vordergrund steht dagegen fast immer die Berücksichtigung der Sehkraft. Diese kann durch Bestrahlung oder Operation nicht nur auf dem status quo erhalten, sondern oft so weitgehend gebessert werden, daß nahezu erblindet gewesene Kranke wieder ihren Beruf aufzunehmen imstande sind.

Wo seit Jahren keinerlei Anzeichen einer Progredienz des Leidens bestehen und wo die Sehkraft noch nicht wesentlich in Mitleidenschaft gezogen ist, wird besser von jeder direkt auf die Hypophyse gerichteten Behandlung Abstand genommen.

Bei den in der Schwangerschaft nicht selten auftretenden mäßigen Verplumpungen des Gesichtes und der Extremitäten von akromegalem Typus handelt es sich um Folgeerscheinungen der Graviditätshypertrophie des Vorderlappens, die in manchen Fällen sogar auch zu Sehstörungen führen kann, welche dann post partum gewöhnlich wieder verschwinden.

Unterfunktionszustände des Hypophysenzwischen- und Hinterlappens.

Störungen im Hypophysen-Zwischenhirn-System.

Entsprechend der innigen anatomischen und funktionellen Verbindung des Zwischen- und Hinterlappens der Hypophyse einerseits mit den vegetativen Zentren im Tuber cinereum des Zwischenhirnes anderseits ist es nicht immer möglich, primäre Schädigungen der einen oder der anderen Organkategorie mit Sicherheit abzugrenzen. In der Praxis spielt dieser diagnostische Übelstand jedoch keine allzu große Rolle, da unsere therapeutischen Möglichkeiten so und so recht eng begrenzt sind.

Als funktionsschädigende Faktoren kommen vor allem folgende in Betracht:

a) Intrasellare Hypophysentumoren, welche eine Destruktions- und Kompressionswirkung auf die hinteren Hypophysenanteile, eventuell auch auf die Zwischenhirnbasis ausüben.

b) Suprasellare Tumoren, welche die Zwischenhirnbasis und die Hypophyse gleichzeitig zu schädigen pflegen.

c) Enzephalitische Veränderungen im Bereiche des Hypothalamus und des Tuber cinereum.

d) Drucksteigerungen im III. Ventrikel, sei es infolge eines genuinen Hydrocephalus internus, sei es infolge von Behinderungen des Liquorabflusses durch intrakranielle Tumoren oder Entzündungen, z. B. Meningitis serosa bei Infektionskrankheiten, wie Typhus, Scharlach usw. Derartige intraventrikuläre Drucksteigerungen führen zuerst zu Dehnungen und Druckläsionen der Zwischenhirnbasis, weiterhin zu einer Kompression der Hypophyse.

e) Tuberkulose, Lues der Hirnbasis, Schädelbasisfrakturen usw.

Eine Unterscheidung obiger Möglichkeiten wird vor allem durch die Röntgenuntersuchung des Schädels erleichtert.

Die Sella zeigt bei intrakranieller Drucksteigerung gewöhnlich eine mehr flache, napfartige Gestalt, das Dorsum erscheint von oben her mehr oder weniger verkürzt und stumpf. Dazu kommen Vertiefungen der Juga cerebralia und sichtbare Erweiterungen der Venenkanäle, oft auch der Schädelnähte.

Das Bestehen postenzephalitischer Hirnveränderungen kann zum Teil aus Einzelheiten der Anamnese erschlossen werden: Beginn, mitunter Jahre zuvor, mit Fieber, tagelang dauernder Somnolenz, starkem Durst usw.

Was die Ausfallserscheinungen von seiten der geschädigten Hypophysen-Zwischenhirn-Partien betrifft, so stehen Störungen des Fettstoffwechsels, der Genitalfunktion und Genitaltrophik und solche des Wasserhaushaltes im Vordergrund.

Dystrophia adiposogenitalis. Hypophysäre und cerebrale Fettsucht.

Allgemeine Therapie der Fettsucht

Ein nicht sehr selten beobachtetes Krankheitsbild ist die Dystrophia adiposogenitalis, welche durch jeden der oben angeführten pathologischen Prozesse erzeugt werden kann und — je nach dem Zeitpunkt des Beginnes — in einer Unterentwicklung und dauernden Infantilität oder sekundären Atrophie des Genitalapparates und gleichzeitiger Fettleibigkeit von einem bestimmten Typus besteht.

Frühzeitiger Beginn im Kindesalter manifestiert sich zunächst nur durch eine mitunter ganz exzessive Fettsucht, welche durch die Ansammlung unverwerteter Fettmassen zustande kommt (Störung des durch die Hypophyse auf dem Wege über ein im Tuber cinereum gelegenes Fettzentrum regulierten Fettabbaues in der Leber). Hiebei lagert sich das überschüssige Fett vorwiegend an Hüften, Nates, Bauch und Brust (Gynäkomastie bei männlichen Individuen) ab, während die Extremitäten meistens weniger beteiligt zu sein pflegen und die Finger geradezu auffallend grazil und spitz zulaufend aussehen können. Die Haut ist meistens trocken, fühlt sich kühl an und erscheint oft, besonders in der Kälte, marmoriert. Erreicht der jugendliche Patient das Pubertätsalter, so fällt das Zurückbleiben der Genitalentwicklung noch stärker auf als dies schon vorher der Fall gewesen sein mag: kleiner kurzer Penis, kleine faltige, in vielen Fällen leere Hodensäcke (die Hoden mitunter bohnengroß im Leistenkanal zu tasten), Prostataatrophie, Fehlen der Scham- und sonstigen Körperbehaarung, bei Mädchen Pigmentlosigkeit der Mamillen und Parenchymarmut der allerdings fettreichen Brüste sowie Ausbleiben der Menses. Das Kopfhaar ist gewöhnlich ziemlich grob, die Haargrenze bei männlichen Individuen oft auffallend tief in der Stirn in gerader Linie quer verlaufend. Zuweilen finden sich ausgesprochene Genua valga, Epiphysenlösungen am Femurkopf, Koxitis u. dgl. Die Epiphysenfugen bleiben manchmal über die normale Zeit hinaus offen. Bei Miterkrankung des Vorderlappens kann das Längenwachstum stark gehemmt sein und es entsteht das Bild, das wir als hypophysären Zwergwuchs beschrieben haben (Seite 61). — Die Intelligenz und psychische Aktivität dieser Kranken leidet nur dann, wenn etwa durch höhergradige intrakranielle Drucksteigerung oder durch enzephalitische Veränderungen das Großhirn in Mitleidenschaft gezogen ist.

Stellt sich die Dystrophia adiposogenitalis erst nach Erreichung der vollen Geschlechtsreife bei zuvor gesund gewesenen Personen ein, so kommt es oft zunächst zu einer Funktionseinstellung des Genitalapparates; sichtbare atrophische Veränderungen an den äußeren Geschlechtsteilen können hiebei ganz ausbleiben. Charakteristischer ist meistens der Ausfall der Körper-, Scham- und Barthaare sowie die unter Umständen erstaunlich rasch einsetzende und fortschreitende, zuweilen ungeheuerliche Dimensionen annehmende Fettleibigkeit. — Als zwar nicht obligate aber sehr bezeichnende und diagnostisch wichtige Begleiterscheinung sei das nicht seltene Auftreten eines Diabetes insipidus (siehe Seite 71) erwähnt; ferner Lokalsymptome von seiten eines etwa vorhandenen Tumors: Kopfschmerzen, Stauungspapille, Sehstörungen, Somnolenz usw.

Zu betonen ist das gelegentliche Bestehen einer gewissen Dissoziation zwischen Genitalstörungen und Fettleibigkeit; insbesondere in Fällen rein zerebraler Fettsucht nach Enzephalitis, ohne Beteiligung der Hypophyse, können die Genitalveränderungen im Verhältnis zur Stoffwechselstörung recht geringfügig sein. Der Grundumsatz ist manchmal, aber nicht immer, etwas herabgesetzt, die spezifisch dynamische Eiweißwirkung oft vermindert.

Ein merkwürdiges, auf hereditär-degenerativer Basis beruhendes Syndrom besteht in dem zuweilen bei mehreren Geschwistern gemeinsamen Auftreten von Fettleibigkeit, Genitalhypoplasie, Retinitis pigmentosa, Polydaktylie und Schwachsinn.

Fraglicher Genese ist die Adipositas dolorosa oder Dercumsche Krankheit, bei der sich meistens knotige, lipomartige, subkutan verstreute Fettansammlungen entwickeln, die sowohl auf Berührung als auch spontan äußerst schmerzhaft sind.

Die Prognose der Dystrophia adiposogenitalis und der zerebralen Fettsucht hängt in erster Linie von der Art des auslösenden intrakraniellen Prozesses ab. Es kann Übergang in Kachexie erfolgen (wobei zuweilen ein Teil der Fettmassen hartnäckig fortbestehen bleibt). Blutungen in einen Tumor, akute Hirndrucksteigerungen usw. können plötzlich zum Tode führen. Viele Fälle aber leben lange ohne schwerere Komplikationen.

Auch die Therapie wird sich zum Teil nach dem Grundleiden zu richten haben. Verhältnismäßig günstig sind jene Fälle, in denen es sich um eine Zyste der Hypophyse handelt, die pernasal (unter Umständen wiederholt) entleert, gegebenenfalls teilweise entfernt werden kann, wodurch sich zumindest die Hirndrucksteigerungen für einige Zeit zum Rückgang bringen lassen. Zuweilen gelingt es sogar, die Sexualfunktion wiederzuerwecken und Gewichtsabnahmen zu erzielen. Bei Fällen mit hochgradigen Hirndruckbeschwerden kann ein Balkenstich notwendig werden, der freilich nur vorübergehende Entlastung schafft, vielleicht auch eine ausgedehntere Trepanation der Schädeldecke mit oder ohne Durchführung der transkraniellen Tumorexstirpation, welch letztere jedoch mit Rücksicht auf die Gefährdung des Zwischenhirnes eine zweifelhafte Prognose gibt. — Röntgenbestrahlungen lokalisierter Tumoren sind hier meistens viel weniger wirksam als etwa bei der Akromegalie. Sehr zu empfehlen ist dagegen in allen Fällen mit Hirndrucksymptomen eine Röntgenbestrahlung der Plexus chorioidei, wodurch eine Einschränkung der Liquorproduktion erreicht werden kann, vielleicht auch vorsichtige Diathermie der Zwischenhirnregion. Handelt es sich um postenzephalitische Folgezustände, so wird von lokalen Behandlungsversuchen wenig zu erhoffen sein.

Die naheliegenden Versuche, Substitutionstherapie durch Zufuhr von Hinterlappenextrakten zu treiben und dadurch etwa wenigstens der Fettleibigkeit entgegenzuwirken, haben zu argen Enttäuschungen geführt. Dies ist darin begründet, daß das Hinterlappenhormon in den Fettstoffwechsel nur vom Tuber cinereum aus eingreift und bei Zufuhr von außen nicht in entsprechend wirksamen Mengen dorthin gebracht werden kann, ferner darin, daß das Zwischenhirn selbst oft schwer geschädigt und auf das Hinterlappenhormon nicht mehr ansprechbar ist, und endlich in der Wirkungsweise des Hinterlappenhormons selbst, welches wohl zirkulierendes Fett von der Leber abfangen läßt, aber abgelagertes Fett nicht zu mobilisieren scheint. — Vorderlappen- und Keimdrüsenpräparate sind besonders zur Belebung der darniederliegenden Sexualaktivität angebracht (Dosierung siehe Seite 59, 76 und 87).

Die Bekämpfung der Fettleibigkeit muß in erster Linie auf diätetischem Wege versucht werden. Hiebei ist es notwendig, grundsätzlich die Verwendung von Kohlehydraten und Fett auf ein Minimum einzuschränken zugunsten einer eiweißreichen und großenteils vegetabilischen Ernährungsweise. Ganz mageres Fleisch, Eier, Magerkäse sind zulässig, ferner besonders viel grüne Gemüse, Salate, Gurken, rohes Obst, relativ kohlehydratarme Brotsorten (Diabetikerbrote), Saccharin zum Süßen von Kaffee und Tee, dazu kommt möglichste Beschränkung der Flüssigkeits- und Salzzufuhr oder Verwendung der verschiedenen aus Aminosäuren, Zitronensäure usw. hergestellten Kochsalzersätze (Hosal, Citrovin u. a. zur Verhinderung von Wasseransammlungen im Fettgewebe). Ferner können noch folgende Hilfsmaßnahmen versucht werden:

a) In solchen Fällen, bei denen Wasserretention im Fettgewebe besteht — es sind dies besonders diejenigen mit beginnender Kreislaufschwäche — Anregung der Diurese durch Salyrgan oder Novurit, 1 bis 2 Kubikzentimeter intramuskulär oder intravenös, ein- bis zweimal in der Woche, durch 2 bis 3 Wochen. (Da es sich hier um Quecksilberpräparate handelt, Achtung! Mundpflege mit Tinctura Ratanhiae! Für regelmäßigen Stuhlgang sorgen! Harnkontrolle auf Eiweiß!) Unterstützt wird die diuretische Wirkung durch Mitbenützung der aus Ammoniumchlorid bestehenden Gelamonpastillen (dreimal täglich 3 bis 5 Stück an den zwei der Salyrgan-

oder Novuritinjektion vorangehenden Tagen und am Injektionstag selbst) und durch Digitalis (zwei- bis dreimal täglich 0,1 Pulvis foliorum Digitalis titrata), falls ausgesprochene Kreislaufdekompensation besteht. Die durch eine derartige Entwässerung (nicht Entfettung!) erzielten, oft bedeutenden Gewichtsabnahmen können nur durch strenge Wasser- und Salzeinschränkung einige Zeit lang aufrechterhalten werden, lassen sich aber in mehrwöchigen oder mehrmonatigen Abständen wiederholen.

b) Die vorsichtige Anwendung von Schilddrüsenpräparaten (vergleiche Seite 7), deren Effekt durch gleichzeitige Proteinkörpertherapie (z. B. durch Hypertherman) noch gesteigert werden kann, aber auch — zumindest bei einer für Herz und Nervensystem noch nicht schädlichen Dosierung — bisweilen ganz ausbleibt. Dringend zu warnen ist vor allen Jodpräparaten (Fukabohnen usw.), zu denen die meisten in der Laienpresse angekündigten Abmagerungsmittel gehören.

c) In vernünftigen Grenzen geübte Massage, Gymnastik, Moorbäder usw. können ebenfalls zuweilen zum Gewichtsverlust beitragen, wobei natürlich immer die Leistungsfähigkeit des Herzens und der Allgemeinzustand des Patienten in Betracht gezogen werden muß.

d) Exzessive lokale Fettansammlungen (Hängebauch u. dgl.), Lipome usw., lassen sich unter Umständen operativ entfernen.

Im großen und ganzen läßt sich nicht leugnen, daß die therapeutischen Aussichten, selbst bei heroischer Mithilfe des Patienten, bei den hypophysären und zerebralen Fettsuchtformen ziemlich eng begrenzt sind.

Bei sogenannten „Fettkindern" kann, wenn nicht schwere intrakranielle Veränderungen vorliegen und die Pubertät überhaupt eintritt, von dieser eine Wendung zum Besseren erhofft werden.

Sehr groß ist die Zahl fettleibiger Personen, bei denen sich keinerlei sichere Anhaltspunkte bezüglich der Genese ihrer Verfettung feststellen lassen. Ob in einem Teil dieser Fälle etwa eine konstitutionelle Minderfunktion des Hypophysen-Zwischenhirn-Systems besteht, ob überhaupt endokrine Faktoren im einzelnen Falle beteiligt sind, läßt sich nicht sagen. Für die Therapie spielen solche feinere Differenzierungen aber keine wesentliche Rolle, da ohnehin zumeist das ganze Register der oben angeführten Entfettungsversuche durchprobiert wird.

Diabetes insipidus.

Häufig als Begleiterscheinung der Dystrophia adiposogenitalis, mindestens ebenso häufig aber auch ganz unabhängig von jenem

Krankheitsbild stellt sich auf der Basis hypophysär-mesenzephaler Läsionen verschiedenster Art eine schwere Störung des Wasserhaushaltes der sogenannte Diabetes insipidus ein.

Als auslösende pathologische Prozesse kommen ähnlich wie bei der zerebralen Fettsucht Tumoren der Hypophyse und ihrer Umgebung, Hirndrucksteigerung, vor allem auch Enzephalitiden und luetische Basalmeningitis in Betracht. Die charakteristischen Symptome bestehen in Dursterscheinungen von größter Intensität, Trockenheit des Mundes und Rachens, die selbst das Sprechen behindern kann, Notwendigkeit, auch Nachts öfters zu trinken und zu urinieren, mitunter Kopfschmerzen, Brechreiz; bei jedem Versuch, sich mehrere Stunden des Trinkens zu enthalten, Steigerung dieser Beschwerden bis zur Unerträglichkeit. — Der Harn ist zuckerfrei, hat ein äußerst niedriges spezifisches Gewicht (bis höchstens 1010) und ist sehr blaß gelblich gefärbt.

Der Grad der Erkrankung kann außerordentlich verschieden sein, von mäßigen, etwa 2 bis 3 Liter täglich betragenden Polyurien bis zu den ungeheueren Mengen von 30 bis 40 Litern pro Tag. Auch Beginn und Verlauf variieren weitgehend. In der Mehrzahl der Fälle treten die ersten Erscheinungen ziemlich rasch in voller Intensität auf, besonders dann, wenn ihnen ein enzephalitischer Prozeß zugrunde liegt (hiebei zu Beginn Fieber, Kopfschmerzen, Somnolenz usw.). Derartige akute Zustände klingen manchmal nach einigen Wochen oder Monaten wieder teilweise oder vollständig ab, doch kann man darauf nie mit Sicherheit rechnen. Die Prognose sowohl quoad vitam als quoad sanationem richtet sich nach der Art des auslösenden Prozesses. Die Störung des Wasserhaushaltes an sich bedingt trotz den subjektiven Beschwerden keine wesentlichen Gefahren.

Als ätiologische Behandlungsmethoden kommen Operation oder Röntgenbestrahlung eines etwa vorhandenen Tumors, antiluetische Behandlung bei Zerebrospinallues in Betracht. Das souveräne Mittel für eine symptomatische Therapie ist die Zufuhr von Hypophysenhinterlappenextrakten, deren Wirkung bei täglicher subkutaner Injektion (ein- bis zweimal, nötigenfalls auch dreimal täglich je 5 bis 10 internationale oder Voegtlin-Einheiten, Pitutrin, Pituisan, Pituglandol usw.) in sehr vielen Fällen geradezu zauberhaft erscheint: Sofortige Abnahme des Durstes, des Trockenheitsgefühles und der Harnausscheidung, Ansteigen des spezifischen Gewichtes des Harnes. Die Unbequemlichkeit der Injektionen kann durch pernasale Anwendung des Hinterlappen-Trockenpulvers vermieden werden, welches zwei- bis fünfmal täglich in kleinen Mengen (etwa Spitze eines kleinen Taschenmessers) aufgeschnupft die Injektionen vollwertig zu ersetzen vermag. Vom Rektum aus ist das Pituitrin nahezu unwirksam, offenbar deshalb, weil es bei alkalischer Reaktion rasch zerfällt. — Leider gibt es aber auch eine nicht geringe Anzahl von Kranken, die auf Pituitrin in keiner Form reagieren; es scheinen solche zu sein, deren mesenzephale Wasserzentren auf Pituitrin nicht mehr anzusprechen vermögen. Ferner bleibt der diuresehemmende Pituitrineffekt zuweilen (nicht immer) auch bei solchen Polydipsien und Polyurien aus, die nur scheinbar in die Kategorie des Diabetes insipidus gehören, in Wirklichkeit aber psychogen bedingt sind. Das wesentlichste Unterscheidungsmerkmal besteht im Verhalten des spezifischen Gewichtes des Harnes während mehrstündigen Durstens. Das des echten Diabetes insipidus bleibt unverändert niedrig oder steigt nur minimal (bis höchstens 1010) an, bei der habituellen Polydipsie dagegen werden wesentlich höhere Werte erreicht.

Wo die Pituitrinwirkung versagt, können andere, freilich meistens weniger wirksame Hilfsmittel herangezogen werden: Radikale Einschränkung des Kochsalzes in der Kost (nötigenfalls Substitution durch Ersatzpräparate). — Pyramidon in großen Dosen vermag die Diurese beträchtlich herabzusetzen (täglich 1 bis 3 Gramm entweder per os oder wenigstens ein Teil der Dosis in 5%iger Lösung intramuskulär); da sich die Wirkung bei fortlaufendem Gebrauch abschwächt, wird die Pyramidonverabreichung besser in mehrtägigen Einzelperioden mit mehrtägigen Intervallen zwischen diesen Perioden durchgeführt. — Zur Bekämpfung der Trockenheit in Mund und Rachen können die Neucesol-Präparate (per os oder in Injektionen), häufige Mundspülungen und das Kauen von Kaugummi versucht werden.

Habituelle Polydipsien lassen sich durch Sedativa (Luminal u. dgl.), manchmal auch durch Suggestionsbehandlung günstig beeinflussen.

Überfunktionszustände (?) des Hypophysen-Zwischen- und Hinterlappens.

Irgend ein präzise definierbares Bild einer Überfunktion des Zwischen- und Hinterlappens der Hypophyse kennen wir zwar nicht, doch gibt es abnorme Stoffwechselerscheinungen, die möglicherweise als der Ausdruck einer solchen Überfunktion gedeutet werden könnten.

Schwangerschaftsnephropathie.

Gerade in jüngster Zeit wurden Anhaltspunkte dafür gewonnen, daß den sogenannten Schwangerschaftsnephropathien mit ihren Wasserretentionen, Blutdrucksteigerungen, Leberveränderungen, eklamptischen Anfällen usw. eine Hypersekretion des Hinterlappens mit Übertritt des wasserretinierenden und blutdrucksteigernden Hormones ins Blut zugrunde liegt, in dem es bei nephropathischen, nicht aber bei gesunden Schwangeren nachgewiesen werden konnte, um unmittelbar nach der Entbindung wieder zu verschwinden. Der Pituitringehalt des Blutes solcher Kranken wird auf 2 bis 8 Voegtlin-Einheiten im Liter geschätzt. Therapeutische Konsequenzen sind bisher aus dieser wichtigen Entdeckung noch nicht gezogen worden. Die Erfolge der Behandlung der Eklampsie mit Narcoticis, die Vorteile der Wasser- und Kochsalzbeschränkung in der Kost usw. mögen sich auch theoretisch mit der neuen Auffassung der Nephropathiegenese vereinbaren lassen.

Magersucht.

Eine andere Stoffwechselanomalie, die pathologische Magersucht, soll hier nur mit aller Reserve in die Kategorie neurohypophysärer Überfunktionen eingereiht werden. Vor der Stellung der Diagnose „konstitutionelle Magersucht" müssen jedenfalls alle anderen Möglichkeiten, unter anderem auch die einer Nebenniereninsuffizienz, einer Hyperthyreose, einer Hypophysenvorderlappeninsuffizienz kritisch durchgeprüft werden. Der Versuch einer polyglandulären oder einer Vorderlappenpräparat-Behandlung wird unter Umständen angebracht und erfolgreich sein. Besonders zu empfehlen ist die Anwendung von Insulin in kleinen Dosen (zwei- bis dreimal täglich je 6 bis zu höchstens je 20 Einheiten etwa eine halbe Stunde vor den Mahlzeiten, vergleiche Seite 48, 50) mit möglichst reichlicher Kohlehydrat- und Fettmast und relativ wenig Eiweiß. Manchmal läßt sich die künstliche Insulinzufuhr dadurch ersetzen, daß ein- oder zweimal täglich je 80 bis 100 Gramm Zucker (ohne gleichzeitige Fettaufnahme) in irgend einer Form genossen werden, worauf sich 2 bis 3 Stunden später infolge reflektorischer Insulinsekretion ein intensives Hungergefühl einstellt, das zu weiterer reichlicher Kalorienaufnahme ausgenützt werden kann.

Eine besonders merkwürdige Störung des Fettstoffwechsels stellt die sogenannte Lipodystrophia progressiva dar, deren inkretorische Bedingtheit allerdings ebenfalls noch nicht bewiesen ist: Extremer Fettschwund im Gesicht („Totenschädelgesicht") und am Thorax, häufig kombiniert mit enormen Fettansammlungen an den unteren Köperpartien, besonders an Hüften und Beinen.

Erkrankungen der Zirbeldrüse.

Von der funktionellen Bedeutung der Zirbeldrüse wissen wir nichts Sicheres. Ihr histologischer Aufbau macht eine sekretorische Tätigkeit nicht gerade wahrscheinlich. Im Alter enthält sie nicht selten Konkremente. Der Behauptung, daß ihre Exstirpation bei Tieren zu sexueller Frühreife führe, ist vielfach widersprochen worden; manche Autoren schreiben der Zirbeldrüse eine die Produktion des Liquor cerebrospinalis regulierende Funktion zu. Jedenfalls ist ihre Lage in der Vierhügelregion des Gehirnes geeignet, sie im Falle neoplastischer Vergrößerung einen Druck auf den Aquaeductus Sylvii ausüben zu lassen, dessen Folgen denen gleichen, die wir von den Schädigungen der Zwischenhirnbasis durch Liquordrucksteigerung im III. Ventrikel her kennen (siehe Seite 67), nämlich Fettsucht vom zerebralen Typus, manchmal auch Genitalatrophie und Diabetes insipidus. Daneben verraten sich Zirbeltumoren durch lokale Läsionserscheinungen der Vierhügelgegend: Augenmuskellähmungen, gestörte Pupillenreaktion, zuweilen durch umfangreiche Konkrementschatten im Röntgenbild, ferner manchmal auch durch zerebellare Erscheinungen, Schwindel, Nystagmus, Stauungspapille und so weiter. All dies hat mit innerer Sekretion nichts zu tun.

Sehr merkwürdig und in seinem Wesen noch nicht geklärt ist dagegen das beim Vorhandensein von Zirbeltumoren in der Kindheit gelegentlich beobachtete Auftreten einer abnorm frühzeitigen und raschen Geschlechtsentwicklung. Schon im Alter von 3 oder 4 Jahren kann es hiebei zum Wachstum von Schamhaaren, zu einer rapiden unverhältnismäßigen Vergrößerung der äußeren Genitalien mit Erektionen, zu masturbatorischen Handlungen, zu einem Tieferwerden der Stimme, zu beschleunigtem Körperwachstum, mitunter auch zu Anzeichen einer gewissen geistigen Frühreife kommen. So eindrucksvoll diese Erscheinungen an sich auch sind, so können sie doch nicht als strikter Beweis für eine inkretorische Tätigkeit der Zirbeldrüse angesehen werden. Eine Organotherapie der erwähnten Zirbeldrüsenerkrankungen kommt kaum in Frage. Operative Entfernung oder Röntgenbestrahlung der Epiphyse kann allenfalls versucht werden. — Aus Zirbeldrüse hergestellte Tabletten sind gelegentlich in Fällen sexueller Übererregbarkeit angewendet worden.

Erkrankungen der Keimdrüsen.
Die männlichen Keimdrüsen und ihr Hormon.

Im Hoden sind die exkretorischen, spermaliefernden und die inkretorischen Gewebselemente so innig miteinander verbunden, daß noch immer eine gewisse Unsicherheit in der Frage nach den eigentlichen hormonproduzierenden Zellkategorien besteht. Aller Wahrscheinlichkeit nach handelt es sich hier in erster Linie um die Leydigschen oder Zwischenzellen, die außerhalb der Samenkanälchen zwischen diese eingebettet liegen; doch werden auch den Keimzellen der Tubuli inkretorische Eigenschaften zugeschrieben. Verödung des Keimepithels durch Röntgenbestrahlung oder Samenstrangunterbindung läßt die Zwischenzellen unbeschädigt, ja regt sogar ihre Vermehrung und Sekretionssteigerung an.

Enge funktionelle Beziehungen bestehen zum Hypophysenvorderlappen, dem die Zwischenzellen der männlichen Keimdrüsen in ihrer Entwicklung untergeordnet sind, und zum Zwischenhirn, das auf ihre Trophik und Funktionsintensität einen gewissen Einfluß nimmt. Auch die Nebennierenrinde, die Schilddrüse und das Pankreas sind nicht ohne Bedeutung für die Keimdrüsentätigkeit.

Die biologischen Aufgaben des männlichen Keimdrüsenhormons bestehen in der Ausbildung der sekundären Geschlechtscharaktere, sowohl der körperlichen (Skelettbau, Behaarung, Stimme, Entwicklung der Muskulatur und der Fettverteilung usw.) als der psychischen (Geschlechtstrieb, sexuelle Aggressivität, geistige Leistungsfähigkeit usw.) und in der Einleitung und Aufrechterhaltung der generativen Funktionen.

Das männliche Sexualhormon ist im Reinzustand ein kristallisierter Körper von der Zusammensetzung $C_{18}H_{26}O_2$. Es findet sich außer im Hodengewebe selbst auch im Harn junger Männer und überdies in gewissen Mengen im Frauenharn. Die Standardisierung erfolgt durch Messung der Einwirkung auf das Kammwachstum des kastrierten Hahnes. Als Kapauneneinheit bezeichnet man jene Menge, welche bei zweimaliger Injektion eine Größenzunahme des nach der Kastration geschwundenen Kammes um 20% herbeiführt. Daneben gibt es noch Auswertungsverfahren unter Verwendung des Schleimhautepithels der Vesikulardrüsen und andere.

Die in Form von Tabletten zur peroralen Verabreichung und in Ampullen zu Injektionszwecken hergestellten Handelspräparate (Testosan forte, Hombreol, Testiglandol, Testikulin, Testes-Tabletten und so weiter) werden in einer Tagesdosis von etwa 2 Kapauneneinheiten gegeben oder in Quantitäten, welche 5 bis 10 Grammen frischer Hodensubstanz entsprechen bei parenteraler, und entsprechend etwa 25 Grammen Hodensubstanz bei peroraler Verabreichung. Manche Präparate sind mit Schilddrüsen- oder Hypophysenvorderlappensubstanz kombiniert (Testogan, Testifortan usw.), manche auch mit Yohimbin.

Als Indikationsgebiet kommen hauptsächlich funktionelle Störungen der männlichen Genitalsphäre in Betracht: Potenzstörungen, sexuelle Neurasthenie, psychische Störungen auf sexueller Grundlage, Senilität, allgemeine Ermüdungszustände, ferner Genitalhypoplasie und Genitalatrophie, möglicherweise auch Prostatahypertrophie.

Die weiblichen Keimdrüsen und ihre Hormone.

Ebenso wie beim Hoden ist auch beim Ovarium die Frage der Verteilung der Hormonproduktion auf die verschiedenen in ihm enthaltenen Gewebselemente noch nicht restlos geklärt. Sie wird durch das Vorhandensein verschiedener Hormone und verschiedener hormonaler Funktionen und durch die hormonalen Umwälzungen in den verschiedenen Phasen des weiblichen Geschlechtslebens ungemein kompliziert. Soviel steht jedenfalls fest, daß die Graafschen Follikelbläschen in ihrem flüssigen Inhalt ein im Tierversuch spezifisch brunstauslösendes Hormon beherbergen (Follikelhormon oder Brunsthormon genannt), welches allem Anschein nach aus ihrem zelligen Wandbelag herstammt. Mit Hilfe dieses Hormons bringt der reifende Follikel die Uterusschleimhaut zur Proliferation. Nach dem Austritt des Eies (Ovulation) entwickelt sich aus dem zugrundegehenden geborstenen Follikel das lipoidreiche Corpus luteum. Diesem wird ebenfalls die Bildung eines spezifischen Hormons zugeschrieben, welches die gewucherte Uterusschleimhaut zur Aufnahme des Eies vorbereitet (Dezidua). Bleibt die Befruchtung aus, so kommt es zur Rückbildung des Corpus luteum, die Uterusschleimhaut verfällt der Menstruationsnekrose und die Menstruationsblutung setzt ein. Wird dagegen das Ei befruchtet, so bleibt das Corpus luteum bestehen und verhindert trotz der massenhaften Bildung von Hypophysenvorderlappen- und Brunsthormon die Reifung neuer Follikel. — Auch im Intermenstruum und im Falle abnormer Persistenz wirkt das Corpus luteum während seines Bestehens hemmend auf die Follikelreifung, ja es veranlaßt zuweilen sogar den Untergang einzelner noch ungereifter Follikel und ihre Umwandlung in sogenannte Corpora lutea atretica.

Das menstruationsfördernde Follikelhormon und das menstruationshemmende Corpus-luteum-Hormon regulieren also gemeinsam und teilweise alternierend die zyklischen Funktionen des weiblichen Sexualapparates.

Für die Ausbildung der weiblichen sekundären Geschlechtsmerkmale ist das Follikelhormon verantwortlich, doch muß betont werden, daß die geschlechtsspezifischen Effekte des Keimdrüsenhormons in dieser Hinsicht im weiblichen Organismus weniger deutlich ausgeprägt sind als im männlichen. — Überdies ruft das Follikelhormon eine zyklische Hypertrophie der Mammae hervor.

Auf den Kohlehydrat- und Fettstoffwechsel üben die Keimdrüsen gewisse, allerdings nur wenig intensive Wirkungen aus, von denen übrigens nicht feststeht, ob sie nicht etwa bloß indirekt auf dem Umwege über andere inkretorische Organe (Hypophyse, Schilddrüse) zustande kommen. Ebenso ist es eher wahrscheinlich, daß die den Keimdrüsen zugeschriebene Hemmung des Längenwachstums der Röhrenknochen durch eine primäre Hemmungswirkung auf den Hypophysenvorderlappen bedingt ist.

Als ein wichtiges selbständiges Hormonorgan wird auch die Placenta angesehen. Sie enthält große Mengen sowohl von Brunsthormon (welches mit dem Follikelhormon biologisch übereinstimmt) als auch von Corpus-luteum-Hormon und Hypophysenvorderlappenhormon (luteinisierendes Prolan B), von denen man früher annahm, daß sie in der Placenta nur gespeichert werden, während neuerdings ihre Bildung in der Placenta selbst vermutet wird.

Während der Schwangerschaft kreisen ganz enorme Mengen von „Hypophysenvorderlappenhormon" und von Brunsthormon im Blut und werden mit dem Harn ausgeschieden. In den ersten Monaten der Schwangerschaft überwiegt das „Vorderlappenhormon", gegen ihr Ende zu das Brunsthormon. Kurz nach der Geburt verschwinden beide wieder. — Bezüglich der Verwertung dieser Verhältnisse zum Schwangerschaftsnachweis siehe Seite 58.

Das offenbar aus der Placenta stammende Brunsthormon veranlaßt während der Gravidität ein mächtiges Wachstum der Brüste, hemmt aber gleichzeitig die Milchsekretion. Diese tritt erst nach Wegfall der Placenta ein.

Die allgemeine Entwicklung der weiblichen Keimdrüsen, sowie der zyklische Ablauf ihrer Tätigkeit stehen unter dem dominierenden übergeordneten Einfluß der Sexualhormone des Hypophysenvorderlappens (siehe Seite 57), auf den sie aber ihrerseits wiederum wesentliche Rückwirkungen ausüben. — Durch das Zentralnervensystem, die Nebennierenrinde, die Schilddrüse usw. werden die Ovarien ebenfalls beeinflußt, ähnlich wie es bei den männlichen Keimdrüsen der Fall ist.

Das Brunsthormon konnte kristallisiert dargestellt werden und entspricht der Formel $C_{18}H_{22}O_2$. Es ist im Gegensatz zu den überaus empfindlichen Sexualhormonen des Hypophysenvorderlappens sehr widerstandsfähig gegen chemische Einwirkungen und Hitze. — Seine Standardisierung erfolgt an der kastrierten Maus durch Feststellung der kleinsten Menge, welche an der Vaginalschleimhaut die typischen Brunsterscheinungen (Auftreten kernloser, schollenartiger, mit Eosin färbbarer Epithelzellen im Vaginalabstrich) hervorzurufen vermag. 5 Mäuse-Einheiten entsprechen einer Ratteneinheit. Die meisten Handelspräparate (Folliculin, Menformon, Hogival, Unden, Novarial-Tabletten, Ovosan, Ovowop, Progynon, Oophorin usw.) sind nach Mäuseeinheiten bezeichnet und erscheinen in Tabletten- oder Injektionspackungen. — Da auffallenderweise gerade die höchstgereinigten Präparate sich in ihrer klinischen Wirkung nicht besonders gut bewähren, empfiehlt sich im allgemeinen die Verwendung solcher, die nicht aus Schwangerenharn allein, sondern auch aus Follikelsaft oder Ovarialparenchym hergestellt sind, was bei fast allen oben angeführten Präparaten der Fall ist.

Das chemisch noch unerforschte, anscheinend lipoidartige Corpus-luteum-Hormon wird in öligen Lösungen konserviert. Es wird nach seiner Einwirkung auf die Uterusschleimhaut und nach anderen Verfahren ausgewertet und wird unter verschiedenen Bezeichnungen in den Handel gebracht (Luteosan, Luteoglandol, Luteolipoid usw. in Tabletten oder in Ampullen zur Injektion).

Unterfunktionszustände der männlichen Keimdrüsen.

Ein Minus an männlicher inkretorischer Keimdrüsenfunktion kann auf verschiedene Arten zustande kommen. Es kann sich um primäre anlagemäßige Hypoplasien handeln (echter Eunuchoidismus), um eine Unterentwicklung der Keimdrüsen infolge anderweitiger inkretorischer Störungen, besonders solcher der Hypophyse (siehe Seite 62 und Seite 67) und der Schilddrüse (Myxödem, Basedow), um Entwicklungsstörungen bei nichtinkretorischen chronischen Krankheiten, wie hereditärer Lues, kongenitalen Herzfehlern, Rachitis, Idiotie usw., um künstliche Entfernung der Hoden (z. B. bei Hodentuberkulose), um Schädigung der Keimdrüsen durch Infektionskrankheiten (Parotitis epidemica, Hodentuberkulose), durch verschiedene chronische Erkrankungen (Diabetes, kachektische Zustände und dergleichen) oder durch Trauma, um trophische oder funktionelle Störungen auf zentralnervöser Basis (Hirntumoren, Hydrozephalus, Enzephalitis usw.)

Die Ausfallserscheinungen zeigen je nach dem Zeitpunkt ihres Eintretens und nach dem Grade der Keimdrüsenunterfunktion gewisse Variationen. In erster Linie wird bei Entwicklungsstörungen (allerdings erst um die Zeit des Pubertätsalters) das Aussehen der Geschlechtsorgane für die Diagnosestellung maßgebend sein: kleiner kurzer Penis, verspäteter Deszensus oder gar dauernder Kryptorchismus der abnorm kleinen, manchmal im Leistenkanal tastbaren Hoden, Prostatahypoplasie, Fehlen oder nur spärliches

Vorhandensein der Schamhaare. Das meistens dichte Kopfhaar zeigt häufig eine das ganze Leben hindurch bestehenbleibende horizontale Grenzlinie zuweilen ungewöhnlich tief in der Stirne; späterhin bleibt das sonst bei erwachsenen Männern gewöhnliche Zurückweichen der Haargrenze an den Seiten (sogenannte „Geheimratsecken") und Glatzenbildung aus. Die Haut ist zumeist auffallend blaß mit leicht gelblichem Farbton, sie zeigt frühzeitige Alterserscheinungen (Runzeln um Mund, Augen und Ohren). Die Mutation der Stimme tritt nicht ein und es bleibt die kindlich oder weiblich klingende hohe „Kastratenstimme" bestehen. Schwer geschädigt sind natürlich die sexuellen Funktionen; doch gibt es immerhin primär Eunuchoide und Kastraten, bei denen die Libido, ja sogar die Potentia coeundi (nicht generandi), wenn auch in rudimentärer Form vorhanden ist.

Skelettwachstum und Fettstoffwechsel verhalten sich — offenbar entsprechend dem Grad der Mitbeteiligung der Hypophyse — verschieden. Abgesehen von den schon besprochenen Krankheitsbildern des primär hypophysären Zwerg- und Riesenwuchses mit sekundärer Keimdrüseninsuffizienz (Seite 61 und Seite 63), kommt es in vielen — wenn auch durchaus nicht in allen — Fällen von primärer Unterfunktion des inkretorischen Keimdrüsenapparates zu beschleunigtem Wachstum der Röhrenknochen mit verzögertem Epiphysenverschluß, infolgedessen zu einer charakteristischen Überdimensionierung der Extremitäten gegenüber dem normalen Rumpf sowie zur Ausbildung von Genua valga oder vara.

Nicht selten entwickelt sich ein abnorm starker Fettansatz von weiblichem Verteilungstypus (Mammae, Bauch, Hüften, Nates); doch kann dieser auch vollkommen fehlen.

Das psychische Verhalten zeigt gewisse Eigentümlichkeiten, die teils dem Fehlen des erotischen Elementes, teils dem Bewußtsein der sozialen Sonderstellung zuzuschreiben sein dürften: meistens zurückhaltendes, etwas scheues, pedantisches Wesen bei zuweilen sehr hohem Intellekt.

Beim Erwachsenen, dessen innere Keimdrüsensekretion geschädigt oder ausgeschaltet wird, fehlen natürlich die Anzeichen einer mangelhaften Entwicklung; es kommt vielmehr bloß zu regressiven Veränderungen einzelner sekundärer Geschlechtsmerkmale. Skelett und Stimme bleiben unverändert. Dagegen tritt meistens ein mehr weniger vollständiger Verlust der Bart- und Körperhaare ein oder zumindest Anordnung der Crines pubis nach weiblichem Typus, nämlich nach oben hin horizontal begrenzt, nicht in der Mittellinie aufsteigend, allmähliches Schlaff- und Kleinerwerden von Penis und Hoden, oft stark zunehmender Fettansatz (ebenfalls von weiblicher Anordnung), manchmal greisenhaftes Aussehen des Gesichtes. Das Erlöschen von Libido und Potenz kann den Kranken in Ausnahmsfällen psychisch gleichgültig lassen; zumeist aber verursacht es Gemütsdepressionen und ein allgemeines Nachlassen der Tatkraft und Lebensenergie. Besonders tragische Konflikte ergeben sich in jenen Fällen, in denen Libido und Potenz nicht parallel verschwinden, sondern die Libido allein bestehen bleibt.

Die physiologische Involution der männlichen Keimdrüsen bringt ebenfalls einen Teil der oben angeführten Veränderungen mit sich. Ein definierbares krankhaftes Symptomenbild des „männlichen Klimakteriums", von dem gelegentlich gesprochen wird, gibt es jedoch nicht.

Die Prostatahypertrophie wird neuestens als Folgezustand der inkretorischen Funktionseinstellung der Hoden im Alter aufgefaßt. Ein auffallendes Charakteristikum mancher „Prostatiker" ist eine mangelhafte Behaarung der Brust, weiblicher Typus der Schambehaarung und ungewöhnlich zarte weiße Körperhaut.

Impotenz und Keimdrüsenatrophie können als Nebenerscheinungen bei schwerem Diabetes und den verschiedensten kachektischen Erkrankungen eintreten.

Ob die verschiedenartigen Erscheinungen der sexuellen Neurasthenie, die funktionelle Impotenz, die Homosexualität und andere sexuelle Perversionen irgendwie inkretorischen Ursprunges sind, ist noch nicht entschieden.

Therapie männlicher Keimdrüsen-Unterfunktionszustände.

Die Behandlung männlicher Keimdrüsenunterfunktionszustände hat sich dort, wo auslösende Faktoren (Hypophysentumoren, Diabetes usw.) feststellbar sind, in erster Linie gegen diese zu richten. Im übrigen kommen Behandlungsversuche mit Hodenpräparaten (sowohl oral als parenteral oder kombiniert; Dosierung entsprechend den beigegebenen Gebrauchsanweisungen) in Betracht, ferner als besonders, wenn auch nicht ausnahmslos wirksam die Implantation gesunder Menschenhoden in die Bauchmuskulatur oder in die Tunica vaginalis des Hodens, was vor allem nach traumatischer oder operativer Kastration angebracht ist. Bei Überpflanzung ganz frischer, noch körperwarmer Organe und bei guter Operationstechnik lassen sich über viele Jahre anhaltende Dauererfolge erzielen, was den körperlichen Habitus der Kranken, ihr Triebleben und ihr seelisches Gleichgewicht anlangt. Auch über einzelne Erfolge der Transplantation bei Homosexuellen wird berichtet. — Die manchmal zu beobachtenden günstigen Wirkungen von vorsichtiger Hodendiathermie oder von Yohimbin (dreimal täglich 10 bis 15 Tropfen einer 1%igen wässerigen Lösung oder dreimal täglich 3 Tabletten à 0,005 Gramm) beruhen auf lokaler Durchblutungssteigerung der Genitalregion. — Auch die Phenolpinselung der bloßgelegten Arteria spermatica hat den Zweck, durch lokale Gefäßerweiterung die Keimdrüsen zu gesteigerter Tätigkeit anzufachen. Diese Methode sowie die ein- oder beiderseitige Unterbindung des Vas deferens (mit folgender Wucherung der Leydigschen Zellen) und die Implantation von Affenhoden sind vielfach als sogenannte „Verjüngungsoperationen" angewendet worden. Trotz dem mißtrauenerweckenden Reklameunfug, der insbesondere bezüglich der Affendrüsenmethode eifrig betrieben wird, scheint es doch, daß sowohl durch dieses Verfahren als durch die beiden anderen oben genannten zwar natürlich keine Verjüngungen zustande gebracht, aber in manchen Fällen Altersschwächezustände und verfrühte Ergreisung vorübergehend wesentlich gebessert werden und die Libido wiedererweckt werden kann.

Bei der Anwendung der neuen, im Tierversuch als sicher wirksam erprobten Hodenpräparate sind nur von großen Dosen objektive Wirkungen zu erwarten. Dies geht schon daraus hervor, daß zum Beispiel zur vollkommenen Wiederherstellung sämtlicher sekundären Geschlechtsmerkmale beim kastrierten Hahn ganz enorme Mengen von Hodensubstanz erforderlich sind. Schädigungen sind auch beim langdauernden Gebrauch großer Dosen beim Menschen nicht beobachtet worden. Bisher liegen günstige Berichte über die Wirksamkeit bei sexueller Neurasthenie, psychischer Impotenz, Ejaculatio praecox und ähnlichen funktionellen Störungen der männlichen Genitalsphäre vor. Auch ein allgemein kräftigender Einfluß bei senilen, marantischen und verschiedentlich erkrankten älteren Patienten wird behauptet. Der Versuch einer Anwendung von Hodenpräparaten bei Infantilismus und Störungen der Genitaltrophik sowie bei Prostatahypertrophie ist theoretisch begründet. — Bezüglich Dosierung und Applikationsweise siehe Seite 76.

Wo es sich um Entwicklungsstörungen der Keimdrüsen handelt, sollten Hypophysenvorderlappenpräparate niemals unversucht gelassen werden. Bei völligem Fehlen der Keimdrüsen dagegen sind sie zwecklos. Bei hypogenitaler Fettleibigkeit bewährt sich nicht selten eine Kombination mit Schilddrüsenpräparaten. Vielleicht wird man auch Nebennierenrindenhormon (Cortin, Sucort) verwenden können, sobald weitere Erfahrungen über seine Wirksamkeit vorliegen werden.

Auf die rein psychotherapeutischen Beeinflussungsmöglichkeiten sexueller Anomalien sei hier nur hingewiesen.

Überfunktionszustände der männlichen Keimdrüsen.

Sichtbare Anzeichen einer übermäßigen Keimdrüseninkretion stellen sich als sekundäre Erscheinung, in manchen beginnenden Fällen von Akromegalie (siehe Seite 64) ein. Bei Tumoren der Zirbeldrüse (Seite 75) und der Nebennierenrinde (Seite 32) beobachtet man manchmal schon im Kindesalter frühzeitige Entwicklung und besondere Größe von Penis und Hoden, frühzeitiges Auftreten von reichlicher Körperbehaarung, Stimmwechsel, Erektionen und Ejakulationen usw.

Unter Umständen kann es bei Erwachsenen ohne irgendwelche augenfälligen äußeren Merkmale zu einer Steigerung der Libido bis zum Sexualverbrechertum kommen, wobei eine rein inkretorische Genese allerdings meistens zweifelhaft ist.

Wo nicht, wie in den erstgenannten Fällen, etwa durch Operation oder Bestrahlung der betreffenden auslösenden Tumoren Abhilfe geschaffen werden kann, muß man versuchen, durch Sedativa (Valeriana, Natrium bromatum, kleine Luminaldosen), sportliche Betätigung und suggestive Beeinflussung der abnormen Triebhaftigkeit entgegenzuwirken.

Die von wiederholt rückfälligen — sowohl homosexuellen als heterosexuellen — Sexualverbrechern manchmal selbst erbetene Kastration führt mitunter zu dem erwünschten Erfolg einer Beruhigung des Affektlebens; doch kann darauf nicht mit Sicherheit gerechnet werden.

Funktionsstörungen der weiblichen Keimdrüsen.

Die Vielfaltigkeit und teilweise Ungeklärtheit der keimdrüsenhormonalen Vorgänge im weiblichen Organismus machen vorläufig eine durchwegs klare Trennung der klinischen Bilder von Plus- und Minusfunktionen unmöglich. Es sei hier nur z. B. an das Fehlen der Menstruation sowohl bei Abwesenheit von Ovarialhormon (Infantilismus, Kastration) als auch bei seiner enormen Vermehrung in der Schwangerschaft erinnert.

Sichere primär krankhafte Unterfunktionen können wir nur bei ausgesprochenen Entwicklungsstörungen der Ovarien und nach Kastration annehmen.

Im körperlichen Habitus der Frau kommt eine ungenügende Keimdrüsentätigkeit viel weniger deutlich zum Ausdruck als beim Mann, da die weiblichen sekundären Geschlechtsmerkmale dem neutralen geschlechtslosen Typus des Menschen näherstehen als die männlichen. Bleibt die Keimdrüsenreifung im Pubertätsalter aus — wofür dieselben ursächlichen Momente in Betracht kommen wie beim Mann (siehe Seite 79) —, so zeigt sich dies im Aussehen der Erkrankten nur in wenig charakteristischer Weise: Vor allem bleibt die Parenchymentwicklung der Brustdrüsen unvollkommen, doch kann dies durch Fettreichtum verdeckt werden, wie denn überhaupt eine starke Neigung zur Fettleibigkeit, besonders an Hüften und Gesäß, bei solchen Infantilen häufig — wenn auch durchaus nicht immer — vorhanden ist. Die Mamillen sind pigmentarm, das knöcherne Becken kann knabenhaft schmal sein, trotzdem können aber die Hüften durch Fettanhäufung breit erscheinen („Reithosentypus").

In den nicht gerade häufigen Fällen hochgradiger Ovarienhypoplasie kann übermäßiges Wachstum der Röhrenknochen zu abnormem Hochwuchs führen, der dann mit Eingeweidesenkung kombiniert zu sein pflegt. Der Uterus ist klein, der Muttermund eng, die Eierstöcke sind manchmal kaum tastbar. Die Menstruation bleibt entweder vollständig aus oder stellt sich verspätet, schwach, in unregelmäßigen, mitunter mehrmonatlichen Intervallen ein. Solche vereinzelte Blutungen können aber sehr intensiv und langdauernd sein. — Die Konzeptionsfähigkeit infantil hypoplastischer Frauen ist, wenn überhaupt vorhanden, wesentlich herabgesetzt, auch dann, wenn die Libido nicht vollkommen fehlt.

Das spontane physiologische Erlöschen der Ovarialfunktion im Klimakterium ist häufig mit einer Reihe körperlicher Veränderungen und typischer subjektiver Beschwerden verbunden: Zunahme des Panniculus adiposus besonders in der Beckengegend, Schlaffwerden der Brüste, Zunahme der Körperbehaarung, ja zuweilen sogar ausgesprochener Bartwuchs und Tieferwerden der Stimme. Die Menstruationsblutungen bleiben entweder nach regelmäßigen Perioden plötzlich aus oder sie werden allmählich seltener und schwächer oder es stellt sich auch eine Anzahl übermäßig langdauernder und reichlicher Blutungen ein. Das Auftreten von Blutungen ist besonders dann die Regel, wenn die im Präklimakterium und Klimakterium häufige Bildung von Uterusmyomen eingesetzt hat.

Ungemein charakteristisch sind abnorme vasomotorische Erscheinungen: Parästhesien (Kribbeln, Ameisenlaufen oder auch heftige Schmerzen in Händen und Füßen, vor allem Nachts im Bett), Blutwallungen zum Kopf mit flüchtiger Rötung des Gesichtes, Schwindel, Ohrensausen, Kopfschmerzen, Extrasystolien, Niesanfälle, starke Blutdrucksteigerungen von anfänglich labilem Charakter, die sich aber allmählich als „essentielle Hypertonie" stabilisieren können, Obstipation, arthritische Veränderungen der Gelenke, Steigerungen der Libido, Aufregungszustände oder Depressionen, Neigung zu hyperthyreotischen Symptomen, die besonders dann zu schweren Krankheitsbildern ausarten können, wenn — wie dies immer noch sehr oft geschieht — zur Bekämpfung der verschiedenen Beschwerden ohne entsprechende Kontrolle jodhaltige Medikamente und Bäder verordnet werden. Alle diese Erscheinungen können sich schon einige Zeit vor dem Erlöschen der Menses bemerkbar machen; sie können aber auch erst Monate oder Jahre später zum Vorschein kommen und jahrelang anhalten.

Vorzeitige Kastration durch Verödung der Ovarien mittels Röntgenstrahlen, noch mehr aber die operative Entfernung von Ovarien und Uterus sind oft — wenn auch zum Teil erst nach Jahren — von Zuständen der oben beschriebenen Art gefolgt.

Einfaches Ausbleiben oder Unregelmäßigkeiten der Menstruation sind an sich wenig charakteristische Symptome, die unter den verschiedensten Bedingungen über kürzere oder längere Zeit bestehen können: bei ungenügender Ernährung und Vitaminmangel, bei psychischen Aufregungen und Sorgen, bei Wechsel des Aufenthaltsortes und der allgemeinen Lebensweise, bei allerlei akuten und chronischen Erkrankungen, besonders solchen, die das Allgemeinbefinden stark beeinträchtigen, bei Diabetes, bei Hyper- und Hypothyreosen, bei hypophysären und zerebralen Erkrankungen, vor allem solchen des Zwischenhirnes (Tumoren, Hydrozephalus, Enzephalitis).

Das Hervortreten männlicher Sexualmerkmale, wie wir es schon bei den klimakterischen Erscheinungen erwähnt haben, weist auf ein Überwiegen männlicher Elemente hin, die ja in jedem weiblichen Organismus latent enthalten sind und dann zur Geltung kommen können, wenn die Ovarialfunktion nachläßt. Besonders eindrucksvoll wird diese Vermännlichung unter dem Einfluß von Nebennierenrindengeschwülsten sichtbar und beim Vorhandensein gewisser Ovarialtumoren, welche schon im frühen Kindesalter durch deutliche Ausbildung männlicher Geschlechtscharaktere, inklusive Penis und Schambehaarung, zur Verkennung des wahren Geschlechtes Anlaß geben können. Überhaupt ist bei dem Vorhandensein gemischter äußerer Geschlechtsmerkmale die Entscheidung der von der Art der Keimdrüsen abhängigen wahren Geschlechtszugehörigkeit oft nicht mit Sicherheit zu treffen. In Fällen rechtlicher Wichtigkeit einer solchen Entscheidung wird sie sich nötigenfalls durch Probelaparatomie ermöglichen lassen. Nur in den seltensten Fällen handelt es sich um echten Hermaphroditismus, das heißt, um das gleichzeitige Vorhandensein männlichen und weiblichen Keimdrüsengewebes. Unter Umständen kann im Laufe des Lebens eine spontane Umstellung sowohl der somatischen als der psychischen Geschlechtseigenschaften erfolgen.

Ganz besondere Bedingungen herrschen während der Schwangerschaft. Trotz der massenhaften Vermehrung von Brunsthormon kann man doch nicht von einem einfachen typischen Keimdrüsenüberfunktionszustand sprechen (vgl. Seite 78). Die durch die Eibefruchtung bedingten Verschiebungen im endokrinen Gleichgewicht äußern sich in einzelnen Fällen auch in sichtbaren Folgen der Funktionsänderung anderer Hormondrüsen: Schwangerschaftsakromegalie (siehe Seite 66), hyperthyreotische Erscheinungen, Schwangerschaftsnephropathie (Albuminurie, Ödeme, eklamptische Anfälle) infolge vermutlicher Autointoxikation mit Hypophysenhinterlappenhormon, Pigmentierungen und abnorme Körperbehaarung (Nebennieren?), Schwangerschaftstetanie (siehe Seite 23), ferner Stoffwechselanomalien, Abmagerung oder auch Fettansatz, renale Glykosurie (vergleiche Seite 39), Anämie usw. — Bezüglich der biologischen Schwangerschaftsdiagnose siehe Seite 58.

Betreffend die zeitlichen Schwankungen der Konzeptionsfähigkeit ist in neuerer Zeit die Theorie aufgestellt worden, daß — normale und regelmäßige Periodendauer vorausgesetzt — in der letzten Woche jedes Intermenstruums keine Konzeption stattfinden kann. Im Handel sind auf diesem Prinzip beruhende Konzeptionskalender erhältlich, die als ein — allerdings durchaus nicht unbedingt verläßliches — Hilfsmittel zur natürlichen Schwangerschaftsverhütung Verwendung finden.

Von einer sicheren reinen Ovarialüberfunktion läßt sich kaum jemals sprechen, wenn auch z. B. die im wesentlichen auf einem Mangel an Vitamin D beruhende Osteomalazieentstehung durch Ovarialüberfunktion begünstigt zu werden scheint. Gesteigerte Libido, selbst sogenannte Nymphomanie, kann rein nervös-psychisch bedingt sein. Verstärkte und verlängerte Menstrualblutungen und Metropathien lassen sich in verschiedener Weise deuten, sei es als Verminderung des Corpus-luteum-Hormons, sei es als Überaktivität des Follikelapparates, bei dessen Unterfunktion sie übrigens, wie schon erwähnt, gelegentlich ebenfalls vorkommen.

Therapie der weiblichen Keimdrüsenstörungen

Was die Bewertung der therapeutischen Aussichten bei Anwendung von Ovarialpräparaten betrifft, so gilt ähnliches wie bei den Hodenpräparaten, nämlich, daß mit Steigerung der Dosis die Möglichkeit günstiger Effekte zunimmt. Dies bezieht sich insbesondere auf Fälle von ausgesprochener Genitalhypoplasie, von Sterilität und von längerdauernden Amenorrhoen. Hier wäre nach Tierversuchen berechnet die ideale Dosis etwa 500.000 Mäuseeinheiten pro Tag, eine Menge, die trotz der völligen Unschädlichkeit auch sehr großer Dosen praktisch natürlich nicht in Frage kommt. Man beschränkt sich deshalb im allgemeinen auf eine Dosis von etwa 100 Mäuseeinheiten subkutan täglich oder jeden zweiten Tag in Kombination mit 6 bis 10 Tabletten à 100 Einheiten pro die. Da es wichtig ist, eine möglichst konstante dauernde Anreicherung des Blutes mit Brunsthormon zu erzielen und wegen der verhältnismäßig raschen Ausscheidung des Hormons durch den Körper, sollen die Einzeldosen möglichst über den Tag verteilt werden; hiezu eignen sich auch Suppositorien. — Merkwürdigerweise wirken die ganz reinen Hormonpräparate weniger stark als diejenigen, welche gewisse Begleitstoffe aus dem Ovarium enthalten, weshalb die Anwendung von Präparaten aus dem gesamten Ovarium in vielen Fällen vorzuziehen ist. — Bei peroraler Applikation ist die fünf- bis zehnfache Dosis der parenteralen zur Erzielung des gleichen Effektes erforderlich.

Daß bei Fällen von hochgradiger Ovarialunterfunktion und Ovarialunterentwicklung auch bei verhältnismäßig reichlicher Dosierung Versager sehr häufig sind, kann mit Rücksicht auf die praktische Unmöglichkeit unbedingt ausreichender Hormonzufuhr nicht wundernehmen.

Bessere, zuweilen sogar ganz erstaunlich günstige Resultate — und zwar auch schon bei Anwendung kleinerer Dosen (täglich bis zu 500 Einheiten per os oder jeden zweiten Tag 25 bis 100 Einheiten parenteral) — ergeben sich in Fällen leichterer Unterfunktionszustände ohne höhergradige Genitalhypoplasie oder Genitalatrophie, bei Ausfallserscheinungen, Dysmenorrhoe, ovariogenen Hauterkrankungen, präklimakterischen und klimakterischen Störungen usw., doch muß anderseits auch vor einer kritiklosen Indikationsstellung bei allerlei Zuständen gewarnt werden, die gar nichts mit der Ovarialfunktion zu tun haben.

In Fällen von Infantilismus, Vermännlichung oder bei Beschwerden nach frühzeitiger Kastration sind Ovarientransplantationen hie und da mit gutem Erfolg versucht worden, insofern als sich dadurch das Auftreten der Menstruation provozieren und Normalisierung der übrigen Erscheinungen erzielen ließ, doch hält diese Wirkung nicht immer lange Zeit hindurch an, die implantierten Organe verfallen leicht der Resorption. — Brunsthormonpräparate können hier ebenfalls in der oben angegebenen Dosierung versucht werden.

Allzu seltene und schwache Menstruationsblutungen lassen sich oft durch Brunsthormonverabreichung befriedigend regularisieren. (Dosierung siehe oben.) Bleibt der Effekt aus —

was besonders bei länger dauernden (etwa von 6 Wochen an) Amenorrhoen der Fall ist —, so kann die Dosis gesteigert werden, z. B. auf eine bis mehrere Ampullen à 100 Mäuseeinheiten subkutan oder intramuskulär, kombiniert mit 3 bis 4 Zäpfchen à 300 Einheiten pro Tag. Eine solche Kur wird über 3 Wochen ausgedehnt und dann nach einwöchiger Pause nötigenfalls wiederholt. Gegen Ende der Behandlung wirkt oft die Anwendung von starken Abführmitteln (z. B. täglich 5 Eßlöffel von Inf. Sennae 5,0 : 150,0) zusammen mit täglicher Injektion von 10 Einheiten Hypophysenhinterlappenextrakt menstruationsfördernd.

Wesentlich unterstützt wird die Behandlung der Amenorrhoe und Oligomenorrhoe ferner durch die Verwendung von Hypophysenvorderlappenhormon-Präparaten (am besten von solchen, die aus Drüse und Schwangerenharn gemeinsam oder aus Drüsensubstanz allein hergestellt sind). Die Dosierung ist hier noch ziemlich unbestimmt, doch wird man mit täglich etwa 100 Ratteneinheiten intramuskulär oder täglich 2 bis 3 Tabletten zu 200 Ratteneinheiten durch eine bis zwei Wochen und Wiederholung der Behandlung nach ebensolangen Pausen wohl das Auslangen finden. Allerdings kann man auch hiebei vollständige Versager erleben. — Bei völligem Fehlen der Ovarien kann eine Menstruationsauslösung durch Vorderlappenpräparate überhaupt nicht erwartet werden, da diese nur über den Eierstock auf den Uterus einwirken.

Handelt es sich um Hypomenorrhoe (schwache, aber annähernd regelmäßige Blutungen), so gebe man in der ersten Hälfte des Intermenstruums Vorderlappen- und anschließend daran bis zum Eintritt der Blutung Follikelhormon.

Verstärkte und verlängerte Menstrualblutungen, die unter Umständen bedenkliche Dimensionen annehmen und zu schwerer Anämie führen können, sowie Dysmenorrhoe, lassen sich zuweilen durch Zufuhr des hemmenden Corpus-luteum-Hormons (jeden zweiten Tag eine Ampulle oder täglich 8 bis 12 Tabletten) oder auch durch Follikelhormon zur Norm zurückführen (Dosierung siehe Seite 87), weiters auch durch Präparate aus dem gesamten Ovarium (Injektionen oder Tabletten). Handelt es sich um infantile oder hypoplastische Patientinnen oder um Blutungen zur Zeit der Menarche, so kann Hypophysenvorderlappenhormon versucht werden (Dosierung siehe oben). — Bei Polymenorrhoe und sonstigen schweren Genitalblutungen kommt ferner in Betracht Pituitrin als gefäßverengerndes und uterustonisierendes Mittel (ein- bis dreimal täglich 10 Voegtlin-Einheiten), Milzbestrahlung, Röntgenbestrahlung der Hypophyse, intravenöse Injektion von Calciumpräparaten, Clauden, Secale, Bluttransfusionen usw. — Präklimakterische Blutungs-

steigerungen und Blutungsunregelmäßigkeiten können durch Röntgenkastration (Bestrahlung der Ovarien) kupiert werden. Doch ist es
in solchen Fällen unbedingt notwendig, auch einen genauen Lokal-
befund zu erheben, um nicht etwa ein Karzinom zu übersehen. In
zweifelhaften Fällen empfiehlt sich die Exstirpation des Uterus,
ebenso bei größeren Myomen.

Bei allgemeinen Kastrations- und klimakterischen
Beschwerden (inklusive Arthritiden) bewährt sich nicht selten die
Anwendung von Follikelhormon (bis zu dreimal wöchentlich je 25
bis 100 Mäuseeinheiten parenteral oder täglich bis zu 500 Mäuseeinheiten per os in Perioden von einer bis drei Wochen und nötigenfalls mehrmaliger Wiederholung mit Zwischenschaltung von je einer
bis zwei Wochen) oder von Ovarialgesamthormon. Günstige Erfolge
werden auch von Röntgenbestrahlungen der Hypophyse berichtet,
wobei jedoch die Gefahr eines Ausfalles der Haare in den bestrahlten
Schläfengegenden zu bedenken ist.

Schilddrüsenpräparate sollten nur bei unzweifelhaften Anzeichen einer Schilddrüsenunterfunktion (siehe Seite 4) und mit
allergrößter Vorsicht versucht werden. Mit der großen Anzahl der
anderen, nicht hormonalen Mittel, die gegen klimakterische Beschwerden angegeben worden und allerdings oft wirkungslos, mitunter sogar sehr gefährlich sind (z. B. Jod-Calcium-Diuretin im
Gegensatz zu dem bei vasomotorischen Störungen und Hochdruck
empfehlenswerten Calcium-Diuretin), können wir uns hier nicht ein-
gehend beschäftigen. Erwähnt seien das Klimasan (Theobromin,
Calcium lacticum, Nitroglyzerin: 3 bis 4 Pastillen täglich durch
mindestens 10 Tage), Aderlässe, Bäderkuren; bei Angina-pectoris-
ähnlichen Zuständen Nitroglyzerin (1%ige Lösung, ein bis höchstens
drei Tropfen auf die Zungenspitze oder 15 bis 20 Tropfen in 200 Kubikzentimeter Wasser eßlöffelweise), bei Gelenksbeschwerden Biersche
Stauung, Cehasolverbände, Röntgenbestrahlung, Massage; bei Fettsucht fett- und kohlehydratarme Eiweiß-Gemüsekost, nötigenfalls
Salyrgan intragluteal (siehe Seite 70) usw.

Die schon in jungen Jahren auftretende sogenannte ovarielle
Fettsucht bei Infantilismus und im Anschluß an Schwangerschaften
ist ebenfalls in der auf Seite 70 angegebenen Art zu behandeln; mitunter bewährt sich eine vorsichtige Therapie mit Schilddrüsen-
tabletten, sowie mit kombinierten Vorderlappen- und Brunsthormon-
präparaten.

Sterilität kann bei den verschiedenartigsten Grundleiden bestehen. Wo es sich nicht um mechanische Momente der Uterus-
stellung, Entzündungen u. dgl. handelt, sondern eine Unterentwicklung der Gebärmutter nachweisbar ist, gelten die für Unterfunktions-

zustände der Ovarien angeführten therapeutischen Verfahren (siehe Seite 87, 88). Die gleiche Therapie ist angezeigt bei habituellem Abortus infolge Uterushypoplasie. Hier empfiehlt sich auch die Zufuhr von Brunsthormon während der Schwangerschaft.

Spezifische hormonale Behandlungsmethoden kommen während der Schwangerschaft und ihren Komplikationen wenig in Betracht. Am ehesten noch die Anwendung von Insulin (zwei- bis dreimal täglich 5 bis 16 Einheiten mit folgender reichlicher Kohlehydratzufuhr) bei hartnäckigem Schwangerschaftserbrechen und bei Icterus gravidarum. Die meistens harmlose und größtenteils reversible Schwangerschaftsakromegaloidie bedarf in der Regel keiner besonderen Therapie. Thyreotoxikosen können, falls sie nicht zur Unterbrechung zwingen, konservativ, nötigenfalls auch operativ behandelt werden (siehe Seite 13). Die neuestens als hypophysär bedingt angesehenen Nephropathien sind teils diätetisch (flüssigkeits-, salz- und eiweißarme Kost mit viel Kohlehydraten, Hunger- und Dursttage), teils bei präeklamptischen oder eklamptischen Erscheinungen medikamentös zu behandeln (Luminal, Chloralhydrat in großen Dosen parenteral oder rektal, Morphium usw.), bei vollkommener Bettruhe im abgedunkelten Raum; daneben Aderlässe, Lumbalpunktion, nötigenfalls Einleitung der Frühgeburt. — Bezüglich der Behandlung tetanischer Erscheinungen siehe Seite 23. — Die Schwangerschaftsglykosurie ist harmlos und braucht nicht speziell behandelt zu werden, falls sie sicher als solche identifiziert und von einem etwaigen echten Diabetes unterschieden werden konnte (vergleiche Seite 39).

Die heute immer seltener werdenden Osteomalazien während und nach der Schwangerschaft sind am besten durch Zufuhr von Vitamin D in Form von Lebertran oder Vigantolöl (von letzterem täglich dreimal 8 bis 10 Tropfen) und durch Ultraviolettbestrahlung, nötigenfalls durch Kastration zu heilen. Vor einer Vigantolüberdosierung muß mit Rücksicht auf die Gefahr von Gefäßschädigungen gewarnt werden.

Über die Anwendung des Pituitrins in der Geburtshilfe siehe Seite 96.

Künstliche Sterilisierung kann, abgesehen von den operativen Verfahren durch Röntgenbestrahlung der Ovarien, möglicherweise auch vorübergehend durch Corpus-luteum-Extrakt von graviden Tieren und durch große Dosen von Brunsthormon erreicht werden.

Ungenügende Milchsekretion kann man mit Pituitrin oder Hypophysen-Vorderlappenpräparaten anzuregen versuchen. War die Milchsekretion nach früheren Schwangerschaften ungenügend, so empfiehlt es sich, gleich vom Beginn einer neuen Schwangerschaft an durch reichliche Mengen von Brunsthormon die Entwicklung der Mamma zu fördern.

Fluor vaginalis, dessen endokrine Bedingtheit allerdings noch fraglich ist, wird hie und da durch Schilddrüsen- oder Corpus-luteum-Präparate günstig beeinflußt.

Unerwünschte Steigerungen der Libido (Nymphomanie) können durch Corpus-luteum-Extrakte, Sedativa, Psychotherapie, nötigenfalls Röntgenkastration zum Verschwinden gebracht werden.

Pluriglanduläre Erkrankungen.

Als pluriglanduläre Erkrankungen bezeichnet man solche Zustände, die durch gleichzeitige primäre Funktionsstörungen mehrerer Hormondrüsen zustande kommen. Sie unterscheiden sich von den Erscheinungen, welche durch die fast unvermeidliche sekundäre Mitbeteiligung verschiedener Hormondrüsen bei der ursprünglich isolierten Erkrankung einer einzigen von ihnen bedingt sind, durch die annähernd gleichzeitige und annähernd gleich starke Ausbildung von Symptomen verschiedener Organzugehörigkeit.

Die auslösenden Ursachen derartiger Krankheitsprozesse sind zumeist unbekannt; zuweilen stellen sie sich im Anschluß an irgendwelche akuten Infektionskrankheiten oder bei luetischen oder tuberkulösen Kranken ein. Bei der Autopsie finden sich sklerosierende Veränderungen mehrerer Hormondrüsen, gelegentlich aber auch Tumoren, einfache Hyper- oder Hypoplasien, mitunter sogar überhaupt keine sicheren pathologischen Alterationen. Schon diese eben erwähnten Umstände machen es begreiflich, daß die buntesten und verwickeltesten Krankheitsbilder entstehen können, die pathogenetisch analysieren zu wollen oft genug vergebliche Mühe ist. Phantastische diagnostische Spekulationen finden hier ein nur allzu reiches Feld und der Ausdruck „pluriglandulär" ist zu einer beliebten Verlegenheitsformel auch bei allerlei schwer deutbaren Krankheitszuständen geworden, die mit innerer Sekretion wenig oder gar nichts zu tun haben.

Immerhin kommen hie und da — wenn auch keineswegs häufig — Fälle zur Beobachtung, die eine krankhafte Funktionsweise einzelner Drüsen — meistens sind es Schilddrüse, Keimdrüsen, Nebennieren und Hypophyse — verhältnismäßig deutlich erkennen lassen, z. B.: Gedunsenheit der Haut, niedriger Grundumsatz, Müdigkeit, Vergeßlichkeit (Schilddrüse); Impotenz, Amenorrhoe (Keimdrüsen); Fettleibigkeit, Haarausfall, Kachexie, frühzeitige Ergreisung (Hypophyse); Pigmentierungen, muskuläre Adynamie, niedriger Blutdruck (Nebennieren) usw.

Ein mehrfach bei jüngeren Leuten beobachtetes merkwürdiges Syndrom, bei dem basophile Adenome der Hypophyse und Nebennierenhyperplasien gefunden worden sind, besteht in folgenden, allerdings auch variablen Erscheinungen: rasch zunehmende Verfettung von Gesicht, Hals, Bauch und Beckengegend mit Ausbildung breiter blauroter Striae, Petechien und Ulzerationen an den Beinen, Erlöschen der Genitalfunktion, arterieller Hochdruck, Glykosurie, Osteoporose mit Entwicklung einer Kyphose und heftigen Kreuzschmerzen, bei Frauen abnorme Körperbehaarung; Exitus letalis innerhalb weniger Jahre, meistens infolge irgendwelcher interkurrenter Infektionen, gegen welche die Widerstandskraft offenbar beträchtlich herabgesetzt ist.

Die Therapie der echten pluriglandulären Erkrankungen wird sich stets so weit als möglich individuell an den einzelnen Fall anzupassen haben und leider oft auf ein empirisches Herumtappen beschränkt bleiben, dem allerdings unter Umständen ganz überraschende Erfolge beschieden sein können. — Die Bedeutung und Organzugehörigkeit der jeweiligen einzelnen Symptome kann bis zu einem gewissen Grad aus der diagnostischen Hilfstabelle (Seite 101 ff.) festgestellt und die Therapie entsprechend den in den Spezialabschnitten enthaltenen Angaben danach versuchsweise eingerichtet werden, soweit sich eben Über- und Unterfunktionszustände einzelner Hormondrüsen auseinanderhalten und beeinflussen lassen.

Wir haben bei Besprechung der einzelnen innersekretorischen Drüsen wiederholt auf ihre gegenseitigen funktionellen Beziehungen und Abhängigkeitsverhältnisse, sowie auf ihre Beziehungen zum Nervensystem ausführlich hingewiesen. Die Kenntnis dieser im ganzen äußerst verwickelten und teilweise noch recht problematischen Korrelationen wird mitunter bei der differentialdiagnostischen Beurteilung pluriglandulärer Syndrome gute Dienste leisten und eine sinngemäße Anwendung der verschiedenen in Betracht kommenden organotherapeutischen Verfahren erleichtern. Hiebei wird man sich entweder der individuell kombinierten Zufuhr verschiedener einzelner Hormonpräparate und Drüsensubstanzen bedienen oder gegebenenfalls auch das eine oder andere der vielen im Handel erscheinenden pluriglandulären Mischpräparate verwenden. Manche dieser Präparate, die ihrer Vielfältigkeit wegen hier nicht näher angeführt werden können, sind in ihrer Zusammensetzung den erfahrungsgemäß häufigeren Syndromen (z. B. Ovarium—Schilddrüse—Hypophyse) angepaßt.

Unter allen Umständen ist es nötig, sich vor der Anwendung solcher Mischpräparate genau über ihre Zusammensetzung zu informieren, um etwaige in dem betreffenden Fall unerwünschte Wirkungen zu vermeiden.

Organotherapie bei nicht endokrinen sowie bei organfremden Erkrankungen.

Da sich die moderne Medizin eine Reihe von nicht rein substitutiven, sondern allgemein pharmakodynamischen, stoffwechselbeeinflussenden und sonstigen Effekten der Hormone und Organpräparate in weitem Ausmaße zunutze macht, sollen hier die wichtigsten derartigen Indikationsgebiete kurz aufgezählt werden. Die Applikationsarten und Dosierungen entsprechen hiebei — wo nicht ausdrücklich anders angegeben — den in den betreffenden Spezialkapiteln angeführten.

Schilddrüsenpräparate.

(Allgemeines siehe Seite 3.) Ihre Anwendung darf immer nur mit größter Vorsicht und unter fortwährender Kontrolle von Puls und Allgemeinbefinden geschehen. Sie kommen in Betracht als Entfettungsmittel bei Fettsuchtformen der verschiedensten Art in Kombination mit entsprechender Diät (siehe Seite 70), mit Eiweißpräparaten (siehe Seite 71); bei nephrotischen Ödemen als Entwässerungsmittel; zur Beschleunigung der Kallusbildung bei Knochenbrüchen; bei torpiden Gelenkserkrankungen, ankylosierenden Arthritiden u. dgl.; bei verschiedenen Hauterkrankungen (Psoriasis, Sklerodermie, chronischen Ekzemen, Akne usw.); bei schlecht heilenden torpiden Geschwüren lokal als Streupulver unter feuchtem Verband; unterstützend bei der Vigantolbehandlung der Rachitis, wenn jene allein nicht ausreicht. Die Wirkung ist bei keiner der genannten Indikationen mit Sicherheit vorauszusehen und wo nicht bald ein sichtbarer Erfolg eintritt, ist es besser, die Schilddrüsentherapie wieder einzustellen, da sie, wie schon mehrmals erwähnt, keineswegs als durchaus harmlos angesehen werden kann.

Thymuspräparate.

(Allgemeines siehe Seite 26.) Alles was sich auf die Thymusdrüse bezieht, ist ziemlich unbestimmt und vag, so auch die Indikationsstellung zur Anwendung von Thymuspräparaten. Bei allgemeinen Erschöpfungszuständen, Infantilismus, Morbus Basedow sollen Erfolge beobachtet worden sein, die Kallusbildung bei Knochenbrüchen soll beschleunigt werden. (Dosierung entsprechend etwa 6 Gramm frischer Drüsensubstanz pro die für Erwachsene.)

Epithelkörperchenpräparate.

(Allgemeines siehe Seite 20.) Epithelkörperchenhormonpräparate können mit Rücksicht auf ihre blutkalziumsteigernde Wirkung bei Epilepsie, Parkinsonismus, bei angioneurotischen Ödemen, Urtikaria, bei Raynaudscher Krankheit, bei Bleivergiftung (zur Mobilisierung des in den Knochen gespeicherten Bleies), bei Lungenblutungen und sonstigen Blutungen versucht werden, am besten mit Kalkpräparaten kombiniert (vergleiche Seite 24). Nicht überdosieren, da hiedurch gefährliche Nebenerscheinungen hervorgerufen werden könnten! — Implantation frischer Kalbsepithelkörperchen soll bei Epilepsie und postenzephalitischem Parkinsonismus in einzelnen Fällen von Vorteil gewesen sein.

Adrenalin.

(Allgemeines siehe Seite 28.) Die intensiven pharmakodynamischen Wirkungen des Adrenalins machen es geeignet zur Beeinflussung der Organe mit glatter Muskulatur, besonders der Blutgefäße und Bronchien. Bei Kollapszuständen kann es geradezu lebensrettend wirken (0,5 bis 1 Milligramm, d. h. $\frac{1}{2}$ bis 1 Kubikzentimeter der einpromilligen Lösung subkutan; bei unmittelbar drohendem Exitus eventuell auch mit einigen Kubikzentimetern Kochsalzlösung verdünnt langsam intravenös oder intrakardial injiziert, während sonst vor direkter Injektion in die Blutbahn zu warnen ist). In weniger akuten Fällen, z. B. bei Kreislaufschwäche während schwerer Infektionskrankheiten, nach Operationen u. dgl. kann Adrenalin zu langsamer, etwa 1 bis 2 Stunden dauernder intravenöser Infusion von 1 bis 2 Litern physiologischer Kochsalzlösung in der Menge von 15 bis 30 Tropfen (einer Originallösung von 1 : 1000) zugesetzt werden, wobei auf eine gleichmäßige Durchmischung mit der Kochsalzlösung geachtet werden muß. Zum Zwecke lokaler Vasokonstriktion und Anämisierung wird es verschiedenen Lokalanästheticis zugesetzt, kann aber hier durch Sympatol oder Hypophysenhinterlappenextrakt ersetzt werden, wenn es schlecht vertragen wird (Herzklopfen, Zittern, Schweißausbrüche u. dgl.). — Zur Schleimhautanämisierung in Nase, Mund und Rachen verwendet man Adrenalin unverdünnt in der üblichen einpromilligen Lösung oder höchstens mit der dreifachen Menge Wasser versetzt; für Anwendung am Auge oder in der Harnblase verdünnt man es auf das

Fünf- bis Zehnfache. — Bei Rhinitis vasomotoria kann die einpromillige Lösung ungefähr zu gleichen Teilen mit Borwasser verdünnt etwa zweistündig in die Nase eingeträufelt werden. Gegen Hämorrhoidalbeschwerden lassen sich adrenalinhaltige Suppositorien verwenden (z. B.: Bism. subgall. 0,3; Cocain mur. 0,02; Adrenalin 0,1; Adip. lan., Vaselin aa. 2,0. Morgens und Abends je ein Zäpfchen). Magenblutungen werden manchmal durch mehrmals täglich 5 bis 10 Tropfen günstig beeinflußt. Bei den Durchfällen der Basedowiker kann Adrenalin zu kleinen Einläufen in der Menge von ½ bis 1 Kubikzentimeter zugesetzt werden. — Besonders wirksam ist Adrenalin bei Anfällen von echtem Asthma bronchiale (subkutan ½ bis 1 Kubikzentimeter = ½ bis 1 Milligramm, unter Umständen auch mit Sprayapparat kalt inhaliert), da es meistens rasch lösend auf den Bronchialkrampf einwirkt. Sehr zweckmäßig ist in diesem Indikationsgebiet auch die Kombination mit Hypophysenhinterlappenextrakt (Asthmolysin, Sanasthmin). — Milder wirkend als Adrenalin und von weniger unangenehmen Nebenerscheinungen gefolgt ist die Anwendung der mit dem Adrenalin nicht identischen, aber im Effekt verwandten Ephedrinpräparate.

Die seinerzeit bei Osteomalazie beliebt gewesene Adrenalintherapie ist fast ganz aufgegeben worden.

Nebennierenrindenpräparate

(Allgemeines siehe Seite 29.) Als eigenartige Beeinflussung des Pigmentstoffwechsels wurde Abblassen von Epheliden, sowie von Chloasmata und oberflächlichen Naevi nach Anwendung von Tabletten oder Injektionen aus Nebennierenrinde beobachtet. Auch bei Psoriasis soll sich ein gewisser Rückgang der Effloreszenzen zeigen.

Insulin

(Allgemeines siehe Seite 34, 48.) Die Verwendung des Insulins in Verbindung mit kohlehydratreicher Kost zu Mastzwecken wurde bereits erwähnt (Seite 74). Sie kommt nicht nur bei endokrin bedingten Gewichtsverlusten, sondern auch bei den verschiedensten anderen konsumierenden Prozessen in Betracht; auch bei Lungentuberkulose, bei der man sie seinerzeit wegen der Gefahr der Aktivierung latenter Herde durch die damals noch beigemengten Eiweißverunreinigungen vermieden hat. Heute besteht diese Gefahr infolge Verbesserung der Herstellungsverfahren nicht mehr und gerade bei schweren Fällen von Lungentuberkulose lassen sich durch Insulin oft ganz ausgezeichnete Erfolge erzielen, was den allgemeinen Ernährungs- und Kräftezustand betrifft. — Geisteskranke, welche die

Nahrungsaufnahme verweigern, kann man mitunter durch die ein Hungergefühl erzeugende Insulinwirkung zum Essen bewegen.

Bei verschiedenen **Erkrankungen des Leberparenchyms**, besonders bei solchen, die mit Ikterus einhergehen, wird Insulin in kleinen Dosen (zweimal täglich 6 bis 15 Einheiten) und kombiniert mit reichlicher Kohlehydratzufuhr gerne gegeben in der Annahme, daß es den Glykogenansatz und damit die intermediären Stoffwechselvorgänge in der Leber günstig beeinflußt. Auch bei hartnäckigem Erbrechen, vor allem dann, wenn psychische Faktoren mitspielen, und beim Schwangerschaftserbrechen bewährt es sich zuweilen.

Kontraindiziert ist Insulin bei Morbus Addison und bei Herzmuskelschädigungen.

Lokal aufgeträufelt und mit einem dünn bestrichenen Salbenverband überdeckt, fördert es nicht selten die Heilungstendenz torpider Ulcera cruris u. dgl. und kann in ähnlicher Weise auch bei diabetischen Hautaffektionen und Exulzerationen versucht werden.

Hypophysenhinterlappenextrakte

(Allgemeines siehe Seite 59.) Das wichtigste pharmakodynamische Anwendungsgebiet der Hinterlappenextrakte ist die **Geburtshilfe**, und zwar in allen drei Perioden. Zur Einleitung der Geburt können nach mehreren Chiningaben vorsichtig ganz kleine Mengen gegeben werden, etwa stündlich ein Tropfen in ein wenig physiologischer Kochsalzlösung intramuskulär. Durch Kombination mit Abführmitteln (20 bis 30 Gramm Rizinusöl) kann die Wirkung noch verstärkt werden. — Zu Beginn der Austreibungsperiode und während dieser gibt man bei Wehenschwäche und zur Verkürzung der Geburtsdauer 2 bis 3 Einheiten subkutan oder intramuskulär, allenfalls ein zweitesmal nach etwa einer Stunde, wobei das Abklingen einer früheren Reaktion vor der nächsten Injektion abgewartet werden muß, um nicht etwa durch eine tetanische Dauerkontraktion des Uterus das Kind zu gefährden. Ein etwaiges Mißverhältnis zwischen Beckenmaßen und Größe des Kindskopfes, Beckenanomalien, Hydrozephalus, Narben am Uterus, drohende Asphyxie der Frucht sind Kontraindikationen gegen die Anwendung von Hinterlappenpräparaten. — In der Nachgeburtsperiode kann durch eine intramuskuläre Injektion von etwa 5 Einheiten die Ausstoßung der Placenta beschleunigt und der Blutverlust vermindert werden. Stärkere Blutungen nach der Geburt werden durch Dosen von 10 bis 15 Einheiten bekämpft, unter Umständen in Kombination mit Secalepräparaten. — Bei Zangenentbindungen kann im letzten Moment zur Unterstützung der Zugkraft des Operateurs die intravenöse Anwendung einer kleinen Dosis in Betracht gezogen werden, ebenso bei Schwangerschaftsunterbrechung oder Abortusausräumung als Schutzmaßnahme gegen Perforation, da sich der Uterus stark kontrahiert. — Suppositorien sind nur wenig wirksam.

Wo der Kreislauf der Gebärenden geschont werden soll, ferner bei bestehenden Nierenkomplikationen empfiehlt sich die Anwendung nur des uteruswirksamen Anteiles des Hinterlappenextraktes (Oxytocin, Orasthin usw.), während sonst ebensogut die gewöhnlichen Gesamtextrakte (Pituitrin, Pituisan, Pituglandol usw.) gegeben werden können.

Die peristaltikanregende Wirkung vor allem der pressorischen Hinterlappensubstanz wird bei postoperativen Darmlähmungen und Blasenlähmungen (mehrmals täglich je 10 Einheiten subkutan oder intramuskulär oder langsame intravenöse Infusion von 20 bis 30 Einheiten in ½ bis 1 Liter physiologischer Kochsalzlösung) ausgenützt und mitunter bei hartnäckigen Obstipationen (rektale Applikation wirkt jedoch kaum auf den Darmtonus). Wo Uteruswirkungen unerwünscht sind, verwende man nur vasopressorische Hinterlappenextrakte (Vasopressin, Tonephin usw.).

Bei kollapsartigen Blutdrucksenkungen nach Operationen, bei Infektionskrankheiten, bei der Beriberi usw. vermögen intravenöse Pituitrininfusionen (in Kochsalzlösung) den Gefäßtonus wieder herzustellen; doch genügt oft auch die subkutane oder intramuskuläre Injektion. Als gefäßverengernder Zusatz zu Lokalanästheticis an Stelle von Adrenalin läßt Pituitrin die unangenehmen Nebenwirkungen, die jenem eigen sind, vermeiden. Ein derartiges Anästhetikum ist unter dem Namen Pitumerit im Handel.

Juckende Nesselausschläge lassen sich durch Pituitrininjektionen (5 bis 10 Einheiten) oft schlagartig beseitigen, doch hält die Wirkung meistens nicht lange vor.

Allein oder besser zusammen mit Adrenalin wirkt Pituitrin meistens prompt bronchialkrampflösend bei Asthma bronchiale (vergleiche Seite 95).

Seine kontrahierende Wirkung auf die Gallenblase wird in der Gallenblasendiagnostik (vorhandene oder fehlende Gallenentleerung ins Duodenum nach 5 Einheiten subkutan) verwertet, unter Umständen auch zur Austreibung von Gallensteinen (Vorsicht! Perforationsgefahr!).

Hypophysenvorderlappenpräparate.

(Allgemeines siehe Seite 57.) Das Indikationsgebiet dieser jungen Organpräparate ist noch nicht genügend erschlossen: bei

Migräne, Alveolarpyorrhoe, Alopezie sollen sie sich gelegentlich bewähren. Theoretisch begründet ist ihre Anwendung bei Infantilismus und bei ungenügender Laktation. — Bei Adnextumoren können Vorderlappenpräparate mit Rücksicht auf ihre hyperämisierende Beeinflussung der Ovarien versucht werden.

Hodenpräparate.

(Allgemeines siehe Seite 76.) Abgesehen von den an anderer Stelle besprochenen sexuellen Störungen kommen als Anwendungsgebiet verschiedene allgemeine Ermüdungs- und Erschöpfungszustände, Gedächtnisschwäche, senile Hautaffektionen, Fettleibigkeit usw. in Betracht, wobei wohl nur von großen Dosen objektive Wirkungen zu erwarten sind. — Auch zur Behandlung von Prostatahypertrophie und gegen Akne weiblicher Personen sind Hodenpräparate empfohlen worden.

Ovarialpräparate.

(Allgemeines siehe Seite 77.) Diese können bei Frauen aus ähnlichen Indikationen angewendet werden wie Hodenpräparate bei Männern, ferner vor allem bei vasomotorischen Störungen (Sklerodermie, Raynaudscher Krankheit, Claudicatio intermittens, Akroparästhesien, angioneurotischen Ödemen, Angina pectoris, Hypertonie), bei chronischen Gelenksaffektionen, bei manchen Hautaffektionen (Ekzeme, Prurigo, Urticaria usw.), bei Obstipationsbeschwerden, Fettsucht usw. — Der Erfolg ist jedoch kaum jemals sicher vorauszusehen. — Von der Tatsache ausgehend, daß bei Frauen im allgemeinen keine Glatzenbildung vorkommt, ist neuerdings der Vorschlag gemacht worden, dem frühzeitigen Haarausfall beim Mann durch Zufuhr von Ovarialhormon entgegenzuwirken.

Organpräparate nichtendokriner Organe.

Neben der therapeutischen Anwendung der bisher angeführten Präparate aus den sogenannten „klassischen" innersekretorischen Drüsen fällt in den Rahmen der Organotherapie überdies die Heranziehung solcher Organe zu Behandlungszwecken, die nicht eigentlich zu den inkretorischen gerechnet werden können. Der auch hier vielfach gebrauchte Ausdruck „Hormone" ist nur in vereinzelten Fällen ernst zu nehmen, wie denn überhaupt ein großer Teil der Berichte und Anpreisungen auf diesem Gebiete, abgesehen von wenigen Ausnahmen, nur mit größter Skepsis zu beurteilen ist. Eine Anführung aller bisher veröffentlichten organotherapeutischen Verfahren, von denen nur die wenigsten einer seriösen Kritik standzuhalten vermögen, würde ins Uferlose führen und wir müssen uns darauf beschränken, hier nur kurz auf einige von denjenigen hinzuweisen, die ihre praktische Brauchbarkeit einwandfrei erwiesen haben oder wenigstens theoretisch eine gewisse Berechtigung besitzen.

Leber- und Magenbehandlung der perniziösen Anämie.

Die weitaus wertvollste Errungenschaft auf dem Gebiete nicht endokriner Organotherapie ist die moderne Behandlung der perniziösen Anämie. Sie besteht in der Zufuhr größerer Mengen entweder von frischer Säugetierleber in verschiedenen Formen der Zubereitung oder von Leberpräparaten oder endlich von Präparaten, die aus der Schleimhaut des Schweinemagens hergestellt sind. Der eigentliche Wirkungsmechanismus dieser Substanzen ist noch nicht geklärt, es scheint sich um die Substitution von Stoffen zu handeln, die zur Erythrozytenregeneration erforderlich sind und die Oxyglutaminsäure und Oxyprolin enthalten. Während die sekundären Anämieformen nur unregelmäßig und unvollkommen auf jene Stoffe reagieren, ist die Wirkung bei echter Perniciosa in der überwiegenden Mehrzahl der Fälle eine ganz ausgezeichnete: relativ rasche Normalisierung der Erythrozytenzahl und Rückbildung der Allgemeinsymptome mit Ausnahme der medullären und der Achylie. Dem Charakter der Substitutionstherapie entsprechend ist nach Erreichung eines normalen Blutbildes die fortlaufende Zufuhr kleinerer Mengen oder die zeitweilige Wiederholung energischerer Kuren erforderlich. — Die Schweinemagenpräparate haben gegenüber den künstlichen Leberpräparaten den Vorzug besseren Geschmackes, eines niedrigeren Preises, mitunter sogar den einer besseren Wirksamkeit bei leberrefraktären Fällen.

Zur praktischen Durchführung der Leberbehandlung eignet sich ein Quantum von allermindestens 150 Gramm, gewöhnlich aber 200 bis 300 Gramm frischer Leber pro Tag, im Beginn der Behandlung schwerer Fälle sogar bis zu einem Kilogramm. Für die Zubereitung ergeben sich die verschiedensten Möglichkeiten, doch wirkt rohe Leber am besten; etwas weniger wirksam ist gekochte Leber, Braten oder Backen zerstört die Wirksamkeit zum großen Teil. — Für viele Patienten ist der Gebrauch von Leberpräparaten in Pulverform oder flüssig oder in Form von subkutanen oder intramuskulären Injektionen (pro Tag ein bis zwei Kubikzentimeter) subjektiv angenehmer. Pulverpräparate und Tabletten sind u. a. Procythol, Hepatopson, Hepatrat, Hepracton; flüssig: Hepatrat liquid., Procythol, Martol, Hepaquin, Leberextrakt Degewop; in Ampullen: Campolon,

Hepracton, Procythol. Die Dosierung ist jeweils nach der entsprechenden Menge frischer Leber eingerichtet und macht gewöhnlich pro Tag ein Äquivalent von 500 bis 2000 Gramm Leber aus. Natürlich kann diese Menge auch durch Kombination der angeführten Präparate mit küchenbereiteter Leber erreicht werden.

Als wirksame Magenpräparate kommen u. a. in Betracht: Ventrocythol, Ventraemon, Ventriculin, Mucotrat. Die Dosierung soll ein Tagesäquivalent von etwa 150 bis 190 Gramm Ganzmagen ergeben; sie ist überall in den den Präparaten beigelegten Gebrauchsanweisungen genauer angeführt.

Oft bewährt sich ein Abwechseln von Leber- und Magentherapie, ferner die Kombination mit je 1 bis 4 Kubikzentimetern verdünnter Salzsäure vor und während der einzelnen Mahlzeiten.

Sogenannte Herz- und Kreislaufhormone.

Verschiedene körpereigene Stoffe, sowohl solche, die aus der Skelettmuskulatur und aus dem Herzen, als auch aus dem Pankreas, aus der Leber usw. künstlich dargestellt werden können, haben die Eigenschaft einer — zumindest im Tierversuch — vielfach recht kräftigen gefäßerweiternden und die Herztätigkeit fördernden Wirkung, die zum Teil auf ihren Gehalt an Adenosinphosphorsäure zurückgeführt wird. Die am kranken Menschen gemachten Erfahrungen stehen zwar hinter den Tierexperimenten an Sicherheit und Eindeutigkeit noch weit zurück, doch liegen immerhin neben ablehnenden Urteilen verschiedene Berichte über so günstige Effekte vor, daß ein weiteres Ausprobieren der betreffenden Präparate in geeigneten Fällen zumindest gerechtfertigt erscheint.

Der (mit dem Insulin nicht identische) Pankreasstoff Kallikrein, neuerdings Padutin genannt, gilt als wirksam vor allem bei Störungen der peripheren Zirkulation: intermittierendem Hinken, beginnender Arteriosklerose, Raynaudscher Krankheit, Thromboangiitis obliterans der Jugendlichen usw., manchmal auch bei arteriellem Hochdruck und bei Angina pectoris. Bei kardialer Dekompensation ist das Mittel nicht indiziert. Es wird intramuskulär injiziert, und zwar gewöhnlich in Tagesdosen von ½ bis zu 2 Kubikzentimetern steigend. Vor der achten bis zehnten Injektion ist kein sichtbarer Effekt zu erwarten.

Ein anderes aus dem Pankreas stammendes Präparat mit ähnlichem Indikationsgebiet ist das französische Angioxyl.

Speziell für die Behandlung der Angina pectoris werden verschiedene Muskelextrakte empfohlen: Myoston (subkutan ein- bis zweimal täglich 1 Kubikzentimeter oder per os), Lacarnol (intravenös, subkutan oder per os in Tropfen). Auch bei zerebraler Sklerose mit Kopfdruck und Schwindel sollen diese Präparate mitunter Erleichterung schaffen.

Besonders fraglich ist noch die Wirksamkeit des aus dem Herzmuskel hergestellten Hormocardiol und des aus der Leber stammenden Eutonon, die beide auf Grund theoretischer Überlegungen zur Anwendung bei mangelhafter Herzleistung bestimmt worden sind.

Andere Organpräparate.

Aus der endlosen Reihe sonstiger therapeutisch versuchter Organpräparate seien die Milzextrakte erwähnt, die gegen Polycythämie, gegen Lungen- und Kehlkopftuberkulose, gegen Knocheneiterungen, zur Hemmung des Wachstums maligner Tumoren usw., alles mit recht zweifelhaftem Erfolg, gegeben wurden (Splenoglandol, Splenotrat usw.). — Nierensubstanz wurde zur Behandlung der Nephritis empfohlen, Gehirnsubstanz zur Bekämpfung von Geistesstörungen und zur allgemeinen Körperkräftigung, Lymphdrüsenpräparate gegen Wucherung des lymphatischen Apparates usw. — Auch die wirklich in vielen Fällen sehr wertvolle Bluttransfusion mag hier erwähnt werden, doch würde eine Beschreibung der Technik und Aufzählung aller Indikationen dieses oft bewährten „organotherapeutischen" Verfahrens zu weit führen.

Diagnostische Hilfstabelle.

Um die Diagnosestellung endokriner Krankheiten zu erleichtern, wird im folgenden eine Zusammenstellung besonders auffälliger und charakteristischer sichtbarer und funktioneller Symptome gegeben, welche alphabetisch nach Organen und Funktionsgebieten geordnet und mit Hinweisen auf die jeweils als verantwortlich in Betracht kommenden innersekretorischen Erkrankungen versehen sind. Allerdings muß betont werden, daß nur wenige der angeführten Symptome bei den jeweils in Verbindung mit ihnen angegebenen Krankheiten obligat vorhanden sind. Einzelheiten sind in den entsprechenden Spezialkapiteln aufzusuchen.

Augen.

Exophthalmus: Basedow (Seite 8).
Pigmentierung des Hornhautrandes: Addison (Seite 29).
Pigmentierung der Augenlider: Basedow (Seite 8).
Iritis: Diabetes mellitus (Seite 35).
Cataract: Diabetes mellitus (Seite 35), Tetanie (Seite 20).

Bitemporale Hemianopsie: Akromegalie (Seite 64) und sonstige Hypophysentumoren (Seite 67).

Stauungspapille und Optikusatrophie: Hypophysentumoren und andere intrakranielle drucksteigernde Prozesse (Seite 65 u. 67).

Hemeralopie und Retinitis pigmentosa: Kongenitales Syndrom (Seite 69).

Blutdruck.

Erniedrigt: Addison (Seite 29); Simmondssche Kachexie (Seite 60); Diabetisches Koma (Seite 41).

Erhöht: Oft bei älteren Diabetikern und im Klimakterium (Seite 84), bei Tumoren der Nebennieren (Seite 32) und bei basophilem Adenom der Hypophyse mit pluriglandulären Syndromen (Seite 92), bei Schwangerschaftsnephropathien (Seite 73).

Brust.

Weibliche Brustform beim Mann (Gynäkomastie): bei primärer Keimdrüseninsuffizienz (Seite 79); Dystrophia adiposogenitalis (Seite 67).

Parenchymarmut und Pigmentmangel der Mamillen bei der Frau: bei Keimdrüseninsuffizienz (Seite 83), Infantilismus, Dystrophia adiposogenitalis (Seite 67).

Darm.

Durchfälle: bei Basedow und Hyperthyreosen (Seite 8), bei Addison (Seite 29), bei Simmondsscher Kachexie (Seite 60).

Obstipation: bei Myxödem und leichteren Hyperthyreosen (Seite 5, 8), im Klimakterium (Seite 84).

Extremitäten.

Abnorm lang: bei Riesenwuchs (Seite 63) und primärer Keimdrüseninsuffizienz (Seite 79, 83).

Abnorm kurz: in falscher Proportion zum Rumpf bei Chondrodystrophie (Seite 62), in richtiger Proportion bei hypophysärem (Seite 61) und hypothyreotischem Zwergwuchs und Kretinismus (Seite 5).

Verplumpung und Vergrößerung der Hände und Füße: bei Akromegalie (Seite 64) und Riesenwuchs (Seite 63).

Genua valga oder vara: bei Riesenwuchs (Seite 63) und Eunuchoidismus (Seite 79, 83).

Verkrümmungen: bei Chondrodystrophie (Seite 62), Ostitis fibrosa cystica (Seite 25), Osteomalazie (Seite 86, 90) und Rachitis (Seite 22).

Knochenschmerzen: bei Osteomalazie (Seite 86, 90), bei Akromegalie (Seite 64), bei basophilen Hypophysentumoren (Seite 92).

Verspäteter Epiphysenverschluß: bei Hypothyreosen (Seite 5), hypophysären Wachstumsstörungen (Seite 61), Ennuchoidismus (Seite 79, 83).

Verfrühter Epiphysenverschluß: bei Chondrodystrophie (Seite 62).

Pfötchenstellung: bei Tetanie (Seite 20).

Gangrän: bei Diabetes mellitus (Seite 35), Raynaudscher Krankheit (Seite 98).

Fettansatz.

Vermehrt: bei hypophysärer (Seite 67), zerebraler (Seite 67), „pinealer" (Seite 75), hypogenitaler (Seite 80, 84), „polyglandulärer" (Seite 91), hypothyreotischer (Seite 5), insulärer (Seite 56) Fettsucht.

Vermindert: bei hypophysärer Kachexie (Seite 60), bei Magersucht (Seite 74), bei Morbus Addison (Seite 29), bei Hyperthyreosen und Basedow (Seite 8), bei schwerem Diabetes mellitus.

Lokale Fettvermehrung: bei Lipomatosis und bei der Dercumschen Krankheit (Seite 69).

Lokale Fettverminderung: bei Lipodystrophia progressiva (besonders Gesicht und Oberkörper betreffend, Seite 74), durch Insulin (Seite 48).

Genitalien (äußere).

Frühzeitig entwickelt oder vergrößert: bei Tumoren der Zirbeldrüse (Seite 75), bei Tumoren der Nebennierenrinde (Seite 32), bei Akromegalie (Seite 64), bei Ovarialtumoren (Seite 85), bei Chondrodystrophie (Seite 62).

Unterentwickelt oder sekundär atrophisch: bei primärem Hypogenitalismus (Seite 79, 83), bei Hypophysentumoren (Seite 68), bei Hydrocephalus internus u. dgl. (Seite 67), manchmal bei infantilem Myxödem (Seite 4).

Hermaphroditismus: bei Tumoren der Nebennierenrinde (Seite 32) und der Ovarien (Seite 85).

Gesicht.

Ängstlicher erschreckter Ausdruck, fliegende Röte, „Glanzauge" oder Exophthalmus, Lidzittern, feuchte Haut: bei Basedow, Hyperthyreosen (Seite 8) und bei klimakterischen Neurosen (Seite 84).

Plumpe Gesichtszüge mit Vergrößerung von Nase, Ohren, Lippen, Unterkiefer, Superziliarbogen usw.: bei Akromegalie (Seite 64), in mäßigem Grade bei Schwangerschaftsakromegaloidie (Seite 66).

Dunkle Pigmentierung: bei Addison (Seite 29), manchmal in mäßigem Grade bei Basedow (Seite 8), bei pluriglandulären Erkrankungen (Seite 91).

Diffuse zarte Röte: oft bei Diabetes mellitus (Seite 35).

Blaß gedunsenes Aussehen und stumpfer bis idiotischer Ausdruck: bei Myxödem und Hypothyreosen (Seite 5).

Blaß gelbliche Hautfarbe mit greisenhafter Fältelung: bei Eunuchoidismus (Seite 79), Hypophysenhypoplasie (Seite 62) oder Hypophysentumoren (Seite 68).

Verfettetes Gesicht: bei den verschiedenen Fettsuchtformen (siehe unter „Fettansatz") und bei basophilen Hypophysentumoren (Seite 92).

Spastisch verzerrtes Gesicht mit fibrillären Zuckungen: bei schwerer Tetanie (Seite 20).

Haare.

Übermäßige Behaarung von männlichem Typus bei Frauen: bei Nebennierenrindentumoren (Seite 32), auch bei Ovarialtumoren (Seite 85), polyglandulären Syndromen (Seite 91).

Verlust der Körper- und Schambehaarung (oder Schambehaarung von weiblichem Typus) sowie des Bartes beim Mann: bei Eunuchoidismus (Seite 79), Hypophysentumoren (Seite 68), Zwischenhirnerkrankungen (Seite 68), polyglandulären Erkrankungen (Seite 91), Simmonds'scher Kachexie (Seite 60).

Vorzeitiges Ergrauen: bei hypophysärer Kachexie (Seite 60), Addison (Seite 29), Eunuchoidismus (Seite 79).

Vorzeitiges Auftreten von Scham- und Körperbehaarung bei Knaben: bei Zirbeldrüsen- (Seite 75) und Nebennierenrindentumoren (Seite 32).

Harn.

Vermehrte Menge mit niedrigem spezifischem Gewicht: bei Diabetes insipidus (Seite 71);
mit hohem spezifischem Gewicht: bei Diabetes mellitus (Seite 35).

Verminderte Menge: bei Schwangerschaftsnephropathie (Seite 73), bei schweren hypophysären (Seite 60) oder Addison-Kachexien (Seite 29), bei kardial dekompensierten Hyperthyreosen (Seite 8), manchmal bei Myxödem (Seite 5).

Zucker im Harn: bei Diabetes mellitus (Seite 35), manchmal in der Schwangerschaft (Seite 39), manchmal bei Hyperthyreosen (Seite 8), manchmal bei Überdosierung von Schilddrüsenpräparaten (Seite 8), manchmal bei Akromegalie (Seite 64).

Eiweiß im Harn: bei Schwangerschaftsnephropathien (Seite 73), manchmal bei Addison (Seite 29), bei hypophysärer Kachexie

(Seite 60), manchmal bei Diabetes mellitus (Seite 35), bei postklimakterischer Nephrosklerose (Seite 84).

Reichlich Brunst- und Hypophysenvorderlappenhormon im Harn: in der Schwangerschaft (Seite 86).

Blut im Harn: manchmal bei Nebennierenrindentumoren (Seite 32).

Haut.

Feuchtigkeit: bei Basedow und Hyperthyreosen (Seite 8).

Vasolabilität: bei Basedow und Hyperthyreosen (Seite 8), bei klimakterischen Neurosen (Seite 84).

Trockenheit und Abschilferung: bei Myxödem und Hypothyreosen (Seite 5), häufig auch bei hypophysärer und zerebraler Fettsucht (Seite 67) und hypophysärer Kachexie (Seite 60).

Chronische Ekzeme, Ichthyose, Akne: bei Hypothyreosen (Seite 5).

Pruritus und Furunkulose: bei Diabetes mellitus (Seite 35).

Sklerodermie, Psoriasis: manchmal bei Keimdrüseninsuffizienz (Seite 79, 83) und pluriglandulären Störungen (Seite 91).

Pigmentierung: bei Addison (Seite 29), in geringerem Grade bei Hyperthyreosen und Basedow (Seite 8).

Striae an Bauch und Hüften: bei basophilen Hypophysenvorderlappentumoren und Nebennierenhyperplasie (Seite 92).

Greisenhafte Schlaffheit: bei hypophysärer Ateleiose (Seite 62), bei hypophysärer Kachexie (Seite 60), bei Eunuchoidismus (Seite 79) und pluriglandulären Störungen (Seite 91).

Ödeme: „Myxödem" bei Schilddrüsenunterfunktion (Seite 5), Stauungsödeme bei kardial dekompensierten Hyperthyreosen (Seite 8), kachektische Ödeme bei hypophysärer Kachexie (Seite 60) und Morbus Addison (Seite 29), angioneurotische Ödeme bei Keimdrüseninsuffizienz und im Klimakterium (Seite 84), nephrogene Ödeme bei Schwangerschaftsnephropathien (Seite 73), Insulinödeme bei insulinbehandelten abgemagerten Diabetikern (Seite 51), manchmal auch Ödeme im Koma diabeticum (Seite 41).

Knochen.

Beschleunigtes und übermäßiges Längenwachstum: bei hypophysärem Riesenwuchs (Seite 63) und Eunuchoidismus (Seite 79, 83).

Minderwuchs: bei hypothyreotischen (Seite 4, 5), hypophysären (Seite 61), chondrodystrophischen (Seite 62) und rachitischen (Seite 22) Wachstumsstörungen.

Verplumpung des Gesichtsschädels und Thoraxskelettes und Verdichtung der Knochen: bei Akromegalie (Seite 64).

Verkrümmung der Röhrenknochen: bei Osteomalazie (Seite 86, 90), Ostitis fibrosa cystica (Seite 25), Chondrodystrophie (Seite 62) und Rachitis (Seite 22).

Osteoporose: Osteomalazie (Seite 86), basophile Hypophysentumoren (Seite 92).

(Im übrigen siehe unter „Extremitäten".)

Libido und Potenz.

Herabgesetzt bis fehlend: bei Hypophysenerkrankungen (Seite 64 und 67), bei Zwischenhirnerkrankungen (Seite 67), bei primärer Keimdrüseninsuffizienz (Seite 79, 83), bei schwerem Diabetes mellitus (Seite 35), bei Addison (Seite 29) und pluriglandulären Erkrankungen (Seite 91).

Gesteigert: bei Zirbeldrüsentumoren (Seite 75), manchmal bei beginnender Akromegalie (Seite 64) und Nebennierenrindentumoren (Seite 32), zur Zeit des Klimakteriums (Seite 84).

Menstruation.

Verspätet, abgeschwächt, unregelmäßig: bei den meisten innersekretorischen Erkrankungen, besonders bei primärer Keimdrüseninsuffizienz (Seite 83), Hypophysenstörungen (Seite 67), Zwischenhirnerkrankungen (Seite 67), schweren Hyperthyreosen (Basedow) (Seite 8), schwerem Diabetes (Seite 35), Addison (Seite 29).

Verstärkt und allzu häufig: bei Uterusmyomen, Ovarialerkrankungen (Seite 88), Osteomalazie (Seite 86).

Muskulatur.

Muskelschwäche: bei Nebenniereninsuffizienz (Seite 29), hypophysärer Kachexie (Seite 60), schweren Hyperthyreosen (Seite 8), vor dem und im Koma diabeticum (Seite 41).

Zittern: bei Hyperthyreosen (Seite 8), klimakterischen Neurosen (Seite 84), nach Insulinüberdosierung (Seite 50), nach Adrenalininjektion (Seite 28), bei Hypoglykämien (Seite 50, 55).

Krämpfe: bei Tetanie (Seite 20), im hypoglykämischen Zustand nach starker Insulinüberdosierung (Seite 50), manchmal bei Addison (Seite 29).

Starke Entwicklung der Muskulatur: bei Akromegalie (Seite 64), an den Extremitäten bei Chondrodystrophie (Seite 62).

Rheumatoide und neuritische Schmerzen: bei Hypothyreosen (Seite 5), bei Diabetes mellitus (Seite 35), bei Akromegalie (Seite 64), im Klimakterium (Seite 84), bei Tetanie (Seite 20), bei pluriglandulären Störungen **(Seite 91).**

Psychisches Verhalten.

Erregungszustände, Ängstlichkeit: bei Hyperthyreosen (Seite 8), bei klimakterischen Neurosen (Seite 84), nach Insulinüberdosierung (Seite 50).

Geistige Stumpfheit und Teilnahmslosigkeit: bei Myxödem und Hypothyreosen (Seite 5), vor Einsetzen des Koma diabeticum (Seite 41), bei Hypophysen- und Zwischenhirntumoren (Seite 67), bei hypophysärer Kachexie (Seite 60) und schwerem Morbus Addison (Seite 29), zuweilen bei Keimdrüseninsuffizienz (Seite 79, 83).

Reflexe (Patellarsehnenreflexe usw.).

Gesteigert: bei Tetanie (Seite 20), bei Hyperthyreosen (Seite 8), manchmal auch bei Hypophysentumoren und sonstigen hirndrucksteigernden Prozessen (Seite 67), während der Präeklampsie und Eklampsie in der Schwangerschaft (Seite 73).

Herabgesetzt: bei schwerem Diabetes mellitus (Seite 35), bei hypophysärer Kachexie (Seite 60) und Addison (Seite 29).

Temperatur.

Leicht erhöht: manchmal bei Hyperthyreosen (Seite 8).

Untertemperatur: bei Myxödem (Seite 5), manchmal bei hypophysärer Fettsucht (Seite 67) und im Koma diabeticum (Seite 41), bei hypophysärer Kachexie (Seite 60) und Morbus Addison (Seite 29).

Zähne.

Schmelzdefekte: bei Tetanie (Seite 20) und Rachitis (Seite 22).

Auseinanderrücken der Schneidezähne: bei Akromegalie (Seite 64).

Anomalien der Zahnstellung: bei infantilem Myxödem (Seite 4) und hypophysären Wachstumsstörungen (Seite 61).

Zahnausfall: bei hypophysärer Kachexie (Seite 60), Morbus Addison (Seite 29) und Diabetes mellitus (Seite 35).

Sachregister.

(C siehe auch K und Z, sowie umgekehrt.)

Verlag von Julius Springer, Wien und Berlin

Bücher der Ärztlichen Praxis

Band 1: **Die Anfangsstadien der wichtigsten Geisteskrankheiten.** Von Prof. Dr. **A. Pilcz.** Mit 3 Abb. 62 S.   RM 1,70

Band 2: **Der Schlaf, seine Störungen und deren Behandlung.** Von Prof. Dr. **O. Marburg.** Mit 3 Abb. 52 S.   RM 1,50

Band 3: **Die akute Mittelohrentzündung.** Von Prof. Dr. **O. Mayer.** Mit 3 Abb. 52 S.   RM 1,50

Band 4: **Diphtherie und Anginen.** Von Prof. Dr. **K. Leiner** und Dr. **F. Basch.** Mit 1 Abb. 84 S.   RM 2,50

Band 5: **Krämpfe im Kindesalter.** Von Prof Dr. **J. Zappert.** 54 S.   RM 1,60

Band 6: **Glykosurien, renaler Diabetes und Diabetes mellitus.** Von Priv.-Doz. Dr. **H. Elias.** Mit 6 Abb. und 1 Taf. 94 S.   RM 2,60

Band 7: **Die Behandlung der Verrenkungen.** Von Prof. Dr. **C. Ewald.** Mit 16 Abb. 44 S.   RM 1,50

Band 8: **Die Behandlung der Knochenbrüche mit einfachen Mitteln.** Von Prof. Dr. **C. Ewald.** Mit 38 Abb. 102 S.   RM 2,80

Band 9: **Gelbsucht.** Von Priv.-Doz. Dr. **A. Luger.** 99 S.   RM 2,60

Band 10: **Störungen in der Frequenz und Rhythmik des Pulses.** Von Prof. Dr. **E. Maliwa.** Mit 4 Abb. 82 S.   RM 2,60

Band 11: **Die Menstruation und ihre Störungen.** Von Prof. Dr. **J. Novak.** Mit 6 Abb. 98 S.   RM 3,—

Band 12: **Darmkrankheiten.** Von Priv.-Doz. Dr. **W. Zweig.** 162 S.   RM 4,60

Band 13: **Säuglingsernährung.** Von Prof. Dr. **A. Reuss.** Mit 8 Abb. 104 S.   RM 3,—

Band 14: **Komatöse Zustände.** Von Priv.-Doz. Dr. **V. Kollert.** 51 S.   RM 1,60

Band 15: **Diathermie, Heißluft und künstliche Höhensonne.** Von Priv.-Doz. Dr. **P. Liebesny.** Mit 30 Abb. 80 S.   RM 2,80

Band 16: **Einführung in die Orthopädie für den praktischen Arzt.** Von Priv.-Doz. Dr. **G. Engelmann.** Mit 44 Abb. 94 S.   RM 3,40

Band 17: **Sprach- und Stimmstörungen (Stammeln, Stottern usw.).** Von Prof. Dr. **E. Fröschels.** Mit 16 Abb. 71 S.   RM 2,40

Band 18: **Hausapotheke und Rezeptur.** Von Prof. Dr. **L. Kofler** und Priv.-Doz. Dr. **A. Mayerhofer.** Mit 33 Abb. 192 S.   RM 6,60

Band 19: **Die Nierenerkrankungen.** Von Priv.-Doz. Dr. **Hermann Kahler.** Mit 2 Abb. 104 S.   RM 3,20

Band 20: **Magenkrankheiten.** Von Prof. Dr. **H. Schur.** Mit 8 Abb. 223 S.   RM 6,60

Band 21: **Kosmetische Winke.** Von Prof. Dr. **O. Kren.** Mit 14 Abb. 141 S.   RM 4,80

Band 22: **Allgemeine Therapie der Hautkrankheiten.** Von Priv.-Doz. Dr. **A. Perutz.** 131 S.   RM 4,50

Band 23: **Lungen- und Rippenfellentzündung.** Von Prof. Dr. **K. Reitter.** Mit 4 Abb. 47 S.   RM 2,—

Band 24: **Krampfadern.** Von Priv.-Doz. Dr. **L. Moszkowicz.** Mit 6 Abb. 34 S.   RM 2,—

Band 25: **Die Differentialdiagnose der richtigen Augenkrankheiten und Augenverletzungen.** Mit einem Anhang über die Brillenbestimmung. Von Prof. Dr. **V. Hanke.** Mit 19 Abb. u. 3 Taf. 108 S.   RM 4,—

(Fortsetzung auf der IV. Umschlagseite)